皮肤病中医特色适宜技术操作规范丛书

皮肤病
梅花针疗法

主　审　｜　段逸群

总主编　｜　杨志波　李领娥
　　　　　　刘　巧　刘红霞

主　编　｜　李红毅

中国健康传媒集团
中国医药科技出版社

内 容 提 要

全书共 3 篇。基础篇介绍梅花针疗法的历史源流、治疗皮肤病的机制和功效、梅花针疗法现代研究进展及创新等内容；技法篇包括操作常规、梅花针针法、操作中的要领及注意事项和意外处理等内容；临床篇重点介绍了梅花针疗法治疗 25 种皮肤科常见病、疑难病的经验。本书适合中医临床者阅读使用。

图书在版编目（CIP）数据

皮肤病梅花针疗法 / 李红毅主编 . — 北京：中国医药科技出版社，2018.10
（皮肤病中医特色适宜技术操作规范丛书）
ISBN 978-7-5214-0478-4

Ⅰ.①皮… Ⅱ.①李… Ⅲ.①皮肤病－梅花针疗法－技术操作规程 Ⅳ.① R245.31-65

中国版本图书馆 CIP 数据核字（2018）第 223324 号

ISBN 978-7-88728-216-3
本书视频音像电子出版物专用书号：

美术编辑 陈君杞
版式设计 锋尚设计

出版 **中国健康传媒集团** | **中国医药科技出版社**
地址 北京市海淀区文慧园北路甲 22 号
邮编 100082
电话 发行：010-62227427 邮购：010-62236938
网址 www.cmstp.com
规格 880×1230mm ¹/₃₂
印张 4⁵/₈
字数 99 千字
版次 2018 年 10 月第 1 版
印次 2024 年 3 月第 2 次印刷
印刷 北京盛通印刷股份有限公司
经销 全国各地新华书店
书号 ISBN 978-7-5214-0478-4
定价 28.00 元

本书编委会

——·——

主　　编　李红毅

副 主 编　熊述清　梁家芬

编　　委　（按姓氏笔画排序）

　　　　　王阿玲　王诗尧　王家爵　代锐洁

　　　　　刘菁菁　江泽平　杨潮威　吴金媛

　　　　　张彩云　陈贤杰　黄展辉　韩富丞

　　　　　廖家如

秘　　书　熊述清

　　中医药是一个伟大的宝库，中医特色疗法是其瑰宝之一，几千年来，为广大劳动人民的身体健康做出了巨大的贡献。皮肤病常见、多发，然而许多发病原因不清，机制不明；对于皮肤病的治疗，西医诸多方法，疗效不显，不良反应不少，费用不菲。中医特色疗法具有简、便、廉、效等特点，受到了皮肤科医生和广大患者的欢迎。为了进一步开展中医特色疗法在皮肤病方面的运用，中华中医药学会皮肤科分会在总会领导的关心和帮助下，在中国医药科技出版社的大力支持下，精心组织全国中医皮肤科知名专家、教授编写了本套《皮肤病中医特色适宜技术操作规范丛书》，其目的就是规范皮肤病中医特色疗法，提高临床疗效，推动中医皮肤病诊疗技术的发展，造福于皮肤病患者。

　　本套丛书按皮肤科临床上常用的17种特色疗法分

为17个分册，每分册包括基础篇、技法篇、临床篇，文字编写力求简明、扼要、实用，配以图片，图文并茂，通俗易懂。各分册附有视频，以二维码形式承载，阐述其技术要领、操作步骤、适应证、禁忌证及注意事项，扫码观看，一目了然，更易于掌握。本丛书适合临床中医、中西医结合皮肤科医生及基层医务工作者参考使用。

　　本套丛书的编写难免有疏漏不足之处，欢迎各位同道提出宝贵意见，以便再版完善。

杨志波

2018年8月2日于长沙

　　梅花针疗法是中医外治法的重要组成部分，是中医特色疗法的精华之一。由于梅花针疗法作用迅速、可直达病位，疗效确切、运用方便，且具有鲜明的中医特色，越来越受到医护人员、患者及广大人民群众的重视，在提高皮肤病的临床疗效中发挥着重要作用。

　　梅花针疗法始见于《黄帝内经》，距今已有2000余年的悠久历史，在历代医家的不断研究与运用下逐渐发展成熟，现已广泛运用于临床。吴师机所著《理瀹骈文》创立外治学说："外治之理，即内治之理，外治之药，亦即内治之药。"外治法在皮肤病治疗中占有很重要的地位，其可补内服药之不足，内外合用，疗效更佳。

　　《素问·皮部论》云："是故百病之始生也，必先于皮毛。"外邪侵袭人体，都是先从皮毛开始的，这也是皮肤病往往在人体体表有疾病表现的原因。梅花针疗法主要是通过刺激皮肤来治病，又称"皮肤针"。由于其可直达病所，作用于皮肤，起效迅速且显而易见。梅花针疗法可广泛用于治疗皮肤顽疾，均能屡获佳效，令人啧啧称赞。

国医大师禤国维教授认为外治法是进一步提高中医药临床疗效的重要途径，广泛开展外治法及普及、推广中医特色适宜技术，对于提高皮肤病的临床疗效具有重大意义。为了进一步继承、发扬皮肤科的中医外治疗法，更好地总结和推广梅花针疗法在皮肤科的应用，我们收集、整理众多名家相关著作和期刊，结合我科室多年临床实践而汇编此书。

本书分为基础篇、技法篇和临床篇。基础篇主要介绍梅花针疗法的历史源流、治疗皮肤病的机制和功效、梅花针疗法现代研究进展及创新等内容；技法篇主要包括操作常规、梅花针针法、操作中的要领及注意事项和意外处理；临床篇重点介绍了梅花针疗法在治疗25种皮肤科常见病、疑难病的经验。本书引用了《皮肤病脐疗法》《皮肤病药浴疗法》中的部分图片，在此，特别感谢李铁男团队、刘巧团队的支持与帮助。

由于编写人员众多，书中如有不足之处，敬请各位专家、同道和读者不吝指正，以期再版时进一步修改完善。

编　者

2018年6月

目录

3
临床篇

1

第一章　梅花针疗法

基础篇

第一章

1

梅花针疗法

第一节　历史源流

　　梅花针疗法是中医特色疗法之一，在中医外治法中发挥着举足轻重的作用，也是中医针灸学的重要组成部分。梅花针疗法是我国劳动人民在长期疾病斗争过程中的智慧结晶，其文书记载始见于《黄帝内经》，距今已有2000余年的悠久历史，在历代医家的不断研究与运用下逐渐发展成熟，并广泛运用于临床。梅花针由5~7根不锈钢针捆扎在针座一端，露出针尖，捆成一束，像梅花的样子，且针后皮肤叩刺部位泛起的红晕形状亦像梅花的样子，故得名。

　　《灵枢》中记载有"毛刺""扬刺""浮刺"及"半刺"等刺法，与梅花针疗法有着密切的理论渊源。《灵枢·官针》云："凡刺有九，以应九变……七曰毛刺，毛刺者刺浮痹皮肤也。……九曰浮刺，浮刺者，旁入而浮之，以治肌急而寒者也。"《灵枢》亦有云："凡刺有五，以应五脏。一曰半刺，半刺者，浅纳而疾发针，无针伤肉，如拔毛状，以取皮气，此肺之应也。""毛刺者，邪闭于皮毛之间，浮浅取之。所谓刺毫毛无伤皮，刺皮无伤肉也。"这几种针刺法均为皮肤表面进行浅刺的疗法，治疗病邪较为表浅的疾病，如毛刺治疗浮痹皮肤即皮肤麻木不仁，扬刺治疗病位较浅的寒痹，只叩击皮毛而不伤肌肉，为梅花针疗法的发展奠定了理论基础。

《灵枢·官针》记载："凡刺之要，官针最妙，九针之宜各有所为……病在皮肤，无常处者，取以镵针于病所。"《灵枢·官针》记载："凡刺有十二节，以应十二经……五曰扬刺，扬刺者，正内一，傍内四，而浮之，以治寒气之博大者也。"对于病位在皮肤表浅的疾病，《内经》提出取镵针以治之；在"扬刺"中提到"正内一，傍内四"，在正中刺一针，四周各刺一针，用于治疗病变范围较大、病位较浅的寒痹。梅花针是在九针中的镵针基础上发展而来，而"内一傍四"的五针排列形式，即是现代梅花针的原型。

由于古代在医书的记录与保存上极为不便，在传播的过程中极易亡失。且后世医家特别是唐宋以后偏重于药物的使用，对"九针"的运用逐渐减少为只有一种毫针，如《针灸失传论》所云："内经刺法，有九变十二节……十二节者，偶刺、报刺、恢刺、齐刺、扬刺、直针刺、浮刺……今则只直刺一法，此九失也。"虽然梅花针疗法的历史源远流长，但令人扼腕叹息的是在现存的古籍中，很难找到有关梅花针的治疗方法、工具及治疗疾病的相关记载。

第二节　治疗皮肤病的机制和功效

梅花针疗法的作用机制尚缺乏全面而系统的研究，大多数学者认为其理论依据是经络皮部理论，而治疗疾病依靠的是经络感传学说，通过梅花针叩刺产生的局部刺激而促使经脉之气循行，内传脏腑而起到治疗调节的作用。

一、经络皮部理论

经络系统是人体气血运行的通道，内与脏腑器官相通，外布于全身，将人体内外紧密的连贯相通，成为一个有机整体。十二皮部是经络系统的重要组成部分，是十二经脉功能活动反映于体表的部位，也是络脉之气散布之所在。十二皮部是以十二经脉在体表的分布范围为依据的，是十二经脉在皮肤上的分属部分，居于人体最外层，与经络气血相通，是机体的卫外屏障，具有卫外抗邪的作用。

《素问·皮部论》："凡十二经脉者，皮之部也。是故百病之始生也，必先于皮毛。"外邪侵袭人体，都是先从皮毛开始的，而皮部位于人体的外层，首当其冲。如果病邪尚处于皮部时，及时治疗即可驱邪外出而不致郁滞肌肤，更不会内传脏腑而使病邪深入。另一方面，《黄帝内经》曰："有诸内，必形于外。"由于人体是一个有机整体，内脏病变往往在体表会有一些症状或反应，而皮部对人体外部改变具有保护和调节的作用，从而与脏腑相互沟通协作驱邪外透。古代刺法中"毛刺""扬刺"均强调体表浅表部位的浅刺手法，即是与皮部的特点密切相关，因此梅花针疗法的理论依据亦基于此而发展得来。

二、经络感传学说

人体周身的皮表按照十二经脉的体表分布范围对应分为十二

皮部，是脏腑所属的十二经脉在皮表的粗线条投影区。皮部中散布着众多的"孙络"（最细小的络脉分支），这些孙络是"十五络脉"连通皮表的网状细支。而孙络与人体的络脉和经脉相互之间密切相连，且内与脏腑、筋肉、关节相通，由此形成一个皮部－孙脉－络脉和经脉的通路，与人体脏腑功能、经络气血运行有着紧密联系。

梅花针疗法是中医针灸学的重要组成部分，是中医外治法的特色之一，因其通过刺激皮肤来治病，亦有人称之为"皮肤针"。由于操作简便，疼痛轻微患者易于接受且疗效确切，梅花针疗法在皮肤病的运用越来越广泛。《素问·皮部论》云："是故百病之始生也，必先于皮毛。"外邪侵袭人体，都是先从皮毛开始的，这也是皮肤病往往在人体体表有疾病表现的原因。皮肤病种类繁多，致病因素及病机复杂，常见的病因与六淫、毒邪、饮食劳伤等相关。而皮肤病虽表现于外表局部，但与脏腑有着密切联系，皮肤症状是全身疾病在局部的表现，各种致病因素造成营卫、气血不和，脏腑功能失调，经络失疏，发于外而为皮肤疾患。

梅花针叩刺皮部或穴位，可以产生"痛""小痛""轻痛"的针感。此针感随着针刺部位的不同可以驱动和促使相应区域的络脉之气与经脉之气循行，达到局部治疗调节作用；同时随着络脉、经脉之气的循行，此针感还可以感传至脏腑、筋肉、关节等部位，从而获得定向性内部治疗调节作用。皮部或穴位即分布在人体的皮肤外表，只要针刺区域和穴位选配及叩刺手法掌握得当，梅花针疗法在皮肤病的治疗中可以大放异彩，起到调整脏腑阴阳、调和气血、疏通经络的作用，作用于局部皮肤可以起到透邪外出、消肿止痛、敛疮生肌等作用。

第三节　现代研究进展及创新

　　由于众多历史原因，梅花针疗法几近失传，直到新中国成立后，党和国家对中医药的发展非常重视，毛主席提出"中医药是一个伟大的宝库，应当努力发掘，加以提高"。党和国家采取了一系列发展中医药事业的措施，使梅花针疗法又获得了新生，并且得到逐步发展和提高。

　　名医孙惠卿受民间"刮痧疗法"和"用柳条抽打疟疾患者治病"的启发，苦心钻研，发明了"竹筷型"梅花针医疗工具和"弹刺式"治疗方法，并发明了"孙氏诊察法"，运用于临床大获成功，于1959年出版了现代第一部介绍梅花针疗法的专著——《刺激神经疗法》。

　　20世纪50年代之后，在医家们的精心研究下，梅花针的针具有了较大改进。针柄的材料选择上，除了竹筷子，还有木制品、塑料制品、有机玻璃制品、牛角制品和胶木制品以及金属制品。针体部分，有五根针捆成一束的梅花针，也有七根针为一束，即"七星针"，其与皮肤接触面积适中且刺激深度较浅，患者疼痛更少；亦有以十八根针为一束的称为"罗汉针"。针体式样方面，有散开似莲蓬样，有做成刷帚样，套管式，亦有改成圆柱形，还有一些将针组磁化为带磁的梅花针等运用于临床。梅花针疗法由于叩刺皮肤较浅，即"刺皮不伤肉"，故称之皮肤针；又因其针刺时仅轻微疼痛而且安全简便，儿童也可以接受，所以又称"小儿针"。

　　20世纪70年代初期，中国中医研究院把低压电流导入梅花针进行治疗，认为此举可加强刺激神经，并称之为"电梅花针"，这是对传统梅花针疗法的改进，临床运用获得良好疗效。湖南中医药大学针灸推拿学院的张泓教授研制一种治疗参数可控可调的新型数字化电梅花针，实现自动叩刺代替人工叩刺，使梅花针与微脉冲电相结合，使传统梅花针疗法更好地服务于临床治疗及家庭保健，对于促进梅花针疗法的发展与创新具有重大的意义。

　　梅花针疗法安全简便、疗效确切，越来越受到医患及广大群众的欢迎。临床运用于治疗头痛、咳嗽、失眠等内科疾病，乳腺炎、颈椎病、静脉曲张等外科疾病以及妇科、儿科、五官科等临床各科。梅花针在皮肤病的运用更为广泛，用于治疗斑秃、脂溢性脱发、慢性湿疹、神经性皮炎等皮肤顽疾均能屡获佳效。梅花针疗法是祖国医学中的一大法宝，我们应该在不断继承、整理、实践的过程中，结合现代先进科学技术，使梅花针能够得到更好的应用与发展，更好地服务于人民。

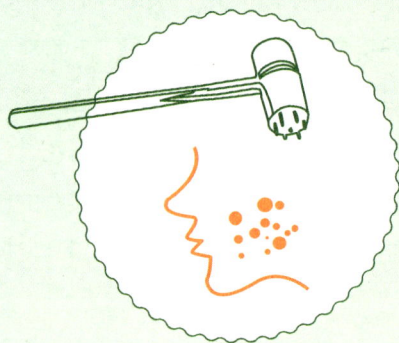

2

技法篇

第二章

2

操作常规

第一节　针具材料

梅花针是针头呈小锤形的一种针具，一般针柄长15~19cm，一端附有莲蓬状的针盘，下边散嵌着5~7支不锈钢短针。针尖不宜太锐，应呈松针形。针柄要坚固具有弹性，全束针尖应平齐，防止偏斜、钩曲、锈蚀和缺损。梅花针的结构由针柄、针头和针组三个部分组成。

梅花针的针具制造简单，也很经济，只需要一根竹筷子、5枚普通缝衣钢针及若干细线，即可制成针具。

一、制造针具的材料

1.针

选择质量较好而坚韧耐用的5~6号缝衣钢针5枚，最好是不锈钢针，针体要直，针尖不宜过尖。

2.筷子

一般选用富有弹性、涂漆的圆形竹筷子1根即可。

3.线

一般选用细而结实的缝衣线若干即可。

4.玻璃片一小块。

二、针具的制造

（一）传统针具的制造

1. 将钢针5枚或7枚用细线捆紧后，再将针尖的一端放在玻璃片上轻轻墩平。

2. 在竹筷子细小的一端钻一个小圆孔，孔的大小以能穿过5枚带线的钢针为准，圆孔离筷子末端约0.5cm。

3. 将捆好的针（针尖一端）穿过圆孔，使针尖露出圆孔1～1.5cm，用线呈"8"字形绕法捆紧针，固定在筷子上，直至针不能摇动为止，检查后将多余的线剪去即可应用。

（二）现代针具的制造

1. 改良针具

现代常用的针具，是在传统针具的基础上改进而成。用特制加工的螺丝帽套在竹筷子细小的一端圆孔的前端，当针尖穿过圆孔后，将螺丝帽扭紧即可使用。本针具制造和修针时比较方便，不需要人工掘针，但造价较贵。

2. 塑料柄针

针柄用塑料、有机玻璃、胶木或电木制成，其中胶木制的弹性最佳。长28~30cm，从头至尾直径渐渐增加。针柄头端为筒形螺丝帽，内有螺纹，长1.2~1.3cm，距帽端0.4cm处有一小孔。使用时将针组放进小孔，调整合适后，拧紧螺帽即可。

3. 电梅花针

做电梅花针的电器是晶体管医疗仪。这种电器可以在医疗仪器商店购买，也可以自行装配。将两根输出线，一根接在梅花针组上，另一根接在铜棒上。电源电压用9伏（直流）的干电池；电流小于5毫安，以患者能耐受为宜。其他类型晶体管医疗仪如半导体间动电流刺激器等亦可代替。应用时打开电源，调好频率（或波形）及输出，让患者一手握住连接导线的铜棒。操作方法和要求如同一般梅花针，在部位或穴位的表皮上进行叩打。治疗完毕应关闭电源。

（三）针具的各部名称

本疗法所用的针具，叫梅花针。其构造有两大部分，即钢针与竹筷子。为了持针与操作方便起见，特将各部名称命名如下：竹筷子称为针柄；手拿的一端为针柄的尾端；钻圆孔的一端为针柄的前端或螺丝帽端；5枚钢针捆在一起，尖的一端为针尖。

第二节 操作方法

一、正确手法

正确的持针手法要求不能过紧或过松，要求叩打时落针要稳、要准，针尖与皮肤呈垂直接触，提针要快，发出短促清脆的"哒"声，即是针尖接触皮肤后立即弹起。这种叩打的力量，不是用臂力或肘力，也不是用压力，而是用手腕部的弹力。要掌握弹刺手法，就要在进行叩打时，医生持针手的肘关节相对固定，落针依靠腕关节活动的冲力，在针尖接触到皮肤的瞬间（约1/10秒），不要再用力向下压，而是随着皮肤产生的反作用力，顺势扬腕抬针，这就是弹刺手法的要领。

正确手法要求叩打时要做到弹刺、平刺。所谓弹刺就是叩打时的用力使手腕部弹刺；所谓平刺就是叩打时针组的针尖要平齐，与皮肤垂直接触，针尖不能长短不齐，以免增加患者的痛楚以及出血。叩打频率不宜过快过慢，一般每分钟叩打70~90次；刺激强度可分为轻度、中度和重度三种。

弹刺手法的优点在于冲力强，能产生良性刺激，并且击打后的针眼容易闭合，不易出血。

二、错误手法

临床常见的错误手法有以下几种。

1. 慢刺、压刺

这是因为运用腕力不灵活或加用了臂力，以致击打时动作缓慢，针尖接触皮肤的时间较长。这种刺法患者疼痛明显，容易出血。

2. 斜刺

治疗时针尖与皮肤接触不呈垂直造成。这是因为术者没有掌握手法要领，缺乏基本功训练。这种不正确手法常易在叩打臀部、关节周围、头部、眼区、耳区等部位时出现。

3. 拖刺

针尖不是垂直接触皮肤和垂直提针离开皮肤，而是针尖在击打皮肤时作了移位才提针。原因是持针不牢，提针慢或针尖带钩。使用这种刺法患者感到痛苦不适，或损坏皮肤或出血。

4. 飘刺

术者进行叩打时，针尖飘摇无力地轻触皮肤，并立即提针。这样不能使腕部产生的冲力达到被叩打的皮区，影响治疗效果。其原因是持针不正确或持针不牢，操作时术者思想不集中，或由于初学而有惧怕心理等。

总之，在临诊操作时，要尽量避免出现以上4种错误的刺激手法。

三、补泻手法

梅花针治病，应根据不同病证，采取不同手法，达到或补或泻的作用。《难经·七十三难》指出："补者不可以为泻，泻者不可以为补。"这就说明临床施治，一要辨证正确，二要手法恰当，不能随意乱用手法，免误治机。常用的补泻手法，有迎随补泻和轻重补泻等。

（一）迎随补泻法

按照《灵枢·终始》所云"泻者迎之，补者随之"，梅花针临诊施治的操作是以下2种。

1. 补法

根据病证，按照经脉、经穴主治功能，选择经脉中一段或几个穴位之间的皮区，用梅花针顺其循行路线的方向叩打2~3行，这是培补正气的方法。

2. 泻法

根据病证，按照经脉、经穴主治功能，选择经脉中一段或几个穴位之间的皮区，用梅花针逆其循行路线的方向进行叩打2~3行，这是泻其病邪的方法。

（二）轻重补泻法

从临床实践中体会到，补泻手法与刺激强度有密切关系，轻刺激能起到补的效应，重刺激能起泻的效应，而中等强度刺激则起平补平泻的效应。临诊操作要求如下。

1. 补法

根据病证，选取相应治疗部位、穴位或阳性反应区，采取轻度刺激手法叩打局部，要求腕力小，冲力亦小，手法柔和，叩打后皮肤呈现红润或隐见丘疹，但不出血。此法有疏通经络、调和气血、扶正补虚之功。

2. 泻法

根据病证，选取相应治疗部位、穴位或阳性反应区，采取重刺激手法叩打局部，要求腕力较大，冲力强，叩打后皮肤可见潮红丘疹，或见少量渗血。此法有疏散凝滞、活血止痛、导闭消肿之效。

第三章

3

梅花针针法

一、针法

本疗法针法的基本手法是"弹刺法"，关键在于操作者腕部的功力。弹而有力，垂直皮肤，平、稳、准，一重一轻，均匀而有节奏的叩刺法，是为最佳。针法，就是用来治病的刺激方法。具体应用时，必须根据患者的病情、年龄、体质、性别以及疾病的不同等具体情况而灵活应用。

根据叩刺时的弹力程度，一般分为轻刺法、重刺法、强刺法、超强刺法、正刺法、平刺法、放血刺法等7种针法，兹分述如下。

轻刺法 为临床常用。用梅花针在特定的皮肤部位（应刺部位，下同）进行轻微的叩打，使患者感到微痛。这种手法适用于口、眼、鼻区，头面部、颈部，小儿疾病以及久病体弱的患者。

重刺法 为临床常用。就是叩打时用力较"轻刺法"稍重，刺激时有较明显的疼痛，有时也可见肌肉收缩，患者偶尔有躲闪，面部表情有时有变化或有出汗等现象。但要以患者能忍受为度。这种手法多用于胸背部及四肢等部位，一般适用于失去知觉（麻痹）的局部、病体的酸胀部以及腰酸背痛、新病体强的患者。

强刺法 临床偶尔使用或少用。刺激时疼痛比较明显，患者几乎不能忍受，多数患者有出汗现象。多用于感觉迟钝或麻痹的患者。

超强刺法 紧急时用。刺激时非常疼痛，患者不能忍受，易晕针，对人体产生有害影响。多用于急救，如休克、昏迷、瘙痒症或癫痫发作等。

正刺法 临床最常用。就是在叩打时，用力介于轻、重刺法之间，采用既不轻也不重的叩打手法。这种手法一般用于常规治疗以及四肢部位。

平刺法 又名划刺法，这是一种最好的刺法，它不用叩打，而是用针尖轻轻地在皮肤上反复滑行刺激，虽然没有疼痛感觉，也能起到调整作用和使痛感分散。这种手法适于对针刺很敏感的患者，也可作为重刺后的配合使用。但划刺的时间应稍长一些。

放血刺法 对某些特殊的疾病，如高血压病等，可用放血刺法。就是在叩打时，术者可用左手捏住刺激的部位，右手持针，用适当的力量叩打，然后再用左手在刺激的局部挤压，挤出少量的血液，再用消毒的干棉球擦干局部即可。放血的部位，可在颈后区、手指、足趾、鼻尖、下腹部及乳房等处。

二、练针法

练针，就是为了增强手腕的弹力和力度，掌握正确的叩打手法，是决定治疗效果的重要一环，必不可少。对不同的疾病和不同的叩打部位，必须采用轻重不同的刺激量。刺激过重，必将增加患者痛苦；刺激太轻，又不能达到治疗的目的，影响治疗的效果。叩刺时必须达到叩平、叩准、叩稳，力度与速度适宜，因此术者必须事前练好手法方可。练针要求必须做到下列各点。

❶ 术者用左手握住右手腕，左手再用适当的力量使右手腕关节上下摆动，练习手腕的弹力；或者用右手腕上下弹动，如同西医叩诊一样。

❷ 右手持针，可先在枕头等的软物上进行叩刺。其目的，一是练习手腕弹力，二是练习叩准、叩稳，以便下一步在人体上叩刺。

❸ 在练习一定的时间后，可在自己手臂或大腿上叩刺，纠正缺点和不正确的手法，以便在患者身上进行治疗。

三、持针法

术者用右手握住针柄的尾端，以环指和小指将针柄的尾端固定于手掌小鱼际处，针柄尾端露出手掌1~1.5cm，再以中指和拇指扶持针柄，示指固定在针柄的前端（中段），使针不能向四周摆动。将针固定好后，再灵活、适当地运用手腕的弹力和冲力进行叩刺。叩刺时，落针要准、要稳，针尖与皮肤呈垂直接触，提针要快，拔出要有短促清脆的"哒""哒"声。就这样将针反复提落，连续不断地、有节奏地进行叩刺。

以上就是弹刺手法的要领。一般每分钟叩打70~90次。临床操作时，应避免几种不正确的持针法：一是握拳式。这样持针，叩打时不能引出灵巧腕力，针容易摆动，叩穴不准，且易出血。二是夹持式，只用拇指和示指、中指夹持，这种刺法既叩打不准治疗部位，又没有冲力，且易损伤皮肤出血。

四、刺激的种类、顺序与强度

（一）刺激的种类

刺激的种类一般分3种。

❶ 整体刺激

即不论是什么病，都要进行此类刺激。其部位在脊柱两侧，即从颈椎的两侧到尾椎的两侧为止。

❷ 重点刺激

就是检查时所发现的异常部位。如胃及十二指肠溃疡的胸椎5~8的两侧等。

❸ 局部刺激

就是在病变的局部。如胃肠病的腹部、眼疾患的眼周围等。

以上是依本疗法所用的特定刺激部位的分类法，若系配穴法，可按主穴、配穴、局部（阿是穴）。

（二）刺激的顺序

在操作时，一般可按先刺脊柱两侧（即从胸椎的两侧到尾椎的两侧)，后依次为颈椎的两侧→胸、腹部→四肢→头部。通常是从上到下，从左到右，从前到后，从内到外，也有个别人的习惯是从下到上的刺激，即所谓"特殊刺激"。

（三）刺激强度

刺激强度的因素一般分为主观因素和客观因素两类。

1. 主观因素：主要是对术者而言。

叩打力量的大小

力量大则刺激强；力量小则刺激弱。主要是依叩打弹力的强弱而定。

叩打频率的快慢

即叩打速度的快慢。速度快则刺激强；速度慢则刺激弱。

叩打数量的多少

即刺激针数的多少。针数越多，刺激越强；针数越少，刺激越弱。

刺激部位的不同

即刺激敏感区与非敏感区。敏感区，刺激强；非敏感区，刺激弱。

刺激范围的大小

即刺激的面积大小。面积大，刺激强；面积小，刺激弱。

2. 客观因素：主要是对患者而言。

性别

女性，刺激强；男性，刺激弱。

年龄

年龄小，刺激强；成年人，刺激弱。

神经型

即神经敏感与迟钝。神经敏感，刺激强；神经迟钝，刺激弱。

精神状态

即精神紧张与不紧张。精神紧张，刺激强；精神不紧张，刺激弱。

疾病的不同

即麻痹与非麻痹。非麻痹区，刺激强；麻痹区，刺激弱。

临证选用什么样的刺激强度，一定要依据客观因素，做到主观因素与客观因素相结合，恰当而灵活地选择，使刺激强度与疾病相一致，而达到预期的治疗效果。

第四章 4 操作要领

一、辅助手法

辅助手法能使梅花针充分发挥其效应，进一步提高疗效。《灵枢·邪客》中说："持针之道，……左手执骨，右手循之……辅针导气，邪得淫法，真气得居。"其中"辅针"即指针刺的辅助手法，是欲达到某种针刺目的的针法。梅花针辅助手法的运用，主要依赖术者左手拇指、食指灵巧地配合梅花针叩打来进行。临床操作要求如下。

（一）确定治疗部位

根据病证选取治疗部位或穴位，指导患者使其体位正确，充分暴露施针部位，并使患者舒适，方便操作。叩打前，用左手拇指或食指触摸清楚拟叩打部位组织厚薄、肌肉张力、阳性物、阳性反应区和皮肤感觉情况等，然后进行施治。

（二）摸准阳性物（或阳性反应点）

体表检查时发现阳性物（如结节、条索、泡状软性物）或阳性反应（如酸、痛、麻、木）处，施治时，都要作重点叩打，以提高疗效。当叩打阳性物时，必须用左手拇指或食指的指尖（或指腹）摸清楚阳性物的软硬、形状和大小，以及阳性反应区最痛点，然后进行施针叩打，保证每一次叩打都能准确地刺激到阳性物处和最痛点，做到有的放矢。

（三）缓解疼痛

梅花针治疗，对患者来说刺痛感是轻微的，不论老人、小孩都能接受。但是，当采用较重手法叩打时，刺痛感有所增加，尤其在阳性物和阳性反应区，以及某些局部病变区（如癣、神经性皮炎、扭挫伤局部）的击打，一般多采用较重刺激手法。为了减轻患者疼痛程度，施治时术者用左手拇指或食指的指尖，不时地在被叩打部位进行揉按。一般每叩打2~3下，揉按1次。这样能缓解、减轻由于刺激引起局部肌肉痉挛性疼痛，达到治病目的。

（四）起按摩效应

采用梅花针治病，不论按部位或按穴位进行治疗，术者若能配合相应的揉按辅助手法，都能起到按摩效应，增强梅花针治病效果。操作时术者左手拇指或食指伴随梅花针进行适度揉按，尤其对患部（如关节炎、扭挫伤患部或阳性物处）的叩打，需要不时地在局部进行揉按，并且向四周呈放散状推按。实践证明轻揉按能疏通气血、扶正补虚；重揉按能活血散瘀、疏凝消肿、通络止痛，从而提高疗效。

二、刺激量的控制

临床治病，应根据不同病证，采用不同刺激强度。一般叩打频率每分钟为70~90次，刺激强度又分轻、中、重3种，刺激强度标准如下。

轻度刺激

叩打时使用腕力较轻，力较小，使患者稍有疼痛感，皮肤局部略有潮红，但不出血。适用于老幼妇儿、虚证患者和头面、眼、耳、口、鼻及肌肉浅薄处。

中度刺激

叩打时用腕力稍大，冲力亦较大，介于轻刺激和重刺激强度之间。患者有轻度痛感，局部皮肤有潮红、丘疹，但不出血。适用于一般疾病和多数患者，除头面等肌肉浅薄处外，大部分均可用此法。

重度刺激

叩打时用腕力较重，冲力大，患者有明显痛感，但能忍受。叩打后局部皮肤明显发红，并可有轻微渗血。适用于年壮体强、实证患者和肩、背、腰、臀部等肌肉丰厚处。

第五章 5 注意事项和意外处理

第一节　注意事项和禁忌

一、注意事项

除遵循针灸施术的注意事项外，运用梅花针法还应注意：

- 施术前应检查针尖有无钩曲，针面是否平齐，滚刺筒转动是否灵活。
- 为减轻患者痛感，叩刺时动作要轻盈，用力应均匀，避免斜刺或钩挑。

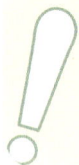

二、禁忌证

❶ 急性病和急性期：对急性传染性疾病或炎症急性期不宜单量采用。

❷ 严重病变：严重器质性疾病、高度贫血及严重心脏病等不宜使用。

❸ 易出血疾病：叩刺后容易引起出血的疾病，如血友病、血小板减少性紫癜、过敏性紫癜等应禁用。

❹ 各种骨折：在未经整复固定之前或整复固定之后骨痂未形成时，避免患部叩刺，可在患部附近轻手法叩刺。

❺ 妊娠期：妇女怀孕期应慎用，有习惯性流产史的孕妇尤应慎用。

❻ 皮肤破溃或疖肿、疮疡，应避开患部叩刺，以免病势扩散。

第二节　意外情况的处理及预防

一、过敏反应

症状 在刺激部位皮肤的局部出现丘疹、发痒等过敏现象。

处理 确认针具的消毒是否规范，如符合规范，向患者解释清楚，说明这些现象对于身体并无不良的影响。可继续治疗，一般在继续刺激数次后，上述现象即可逐渐减轻或自然消失。

二、出血、血肿

症状 叩刺部位皮下出血引起肿痛，继而皮肤出现青紫等现象。

原因 主要是刺伤了较大血管引起了出血。

处理 少量的皮下出血或局部小块青紫，一般不进行处理，可自行消退。若局部肿胀疼痛较剧，青紫面积较大，可先进行冷敷，再叮嘱患者24~48小时后热敷，以促进局部血肿消散吸收。

预防 在施术时血管处应避免使用重刺激手法叩刺，施术后如出血较多应用消毒棉球压迫止血。

三、晕针

症状 晕针是指在叩刺过程中，患者感到头晕、眼花、头痛、恶心呕吐、严重时脸色苍白、手脚发凉、血压下降，甚至晕厥。

原因 ①刺激过度或突然猛刺以及刺激身体敏感部位等。②患者恐惧害怕、精神紧张、神经过敏或过度兴奋。③久病或体质过弱的患者。④过度饥饿或过度疲劳所致。

处理 首先停止治疗，保持冷静，不要恐慌，让患者躺在床上，或让患者喝水。严重者，用梅花针重刺激骶部或项部，或叩打人中、合谷、足三里等用针刺，促使其苏醒过来，逐步恢复正常。

预防 ①术前向患者进行必要而充分的解释，消除患者的恐惧情绪和心理因素。②对于疲劳或饥饿的患者，应给予适当的休息或喝些热开水或吃些食。③避免过强或突然猛烈的刺激，初诊患者应尽量避免刺激敏感部位。

3

临床篇

第六章 6 细菌性皮肤病

第一节 疖

一、定义

疖是一种生于肌肤浅表部位，以局部红、肿、热、痛，突起根浅，肿势限局，脓出即愈为主要表现的急性化脓性疾病。古代文献以形态特征、发病时令和部位分别命名，如"热疖""恶疖""软疖""时毒暑疖""蝼蛄疖""发际疮""坐板疮"等。本病相当于西医的"疖""皮肤脓肿""头皮穿凿性脓肿"及"疖病"（图6-1-1）。

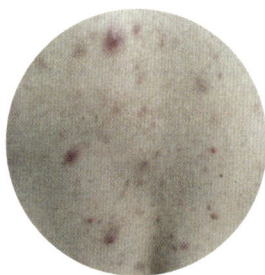

图 6-1-1 疖
（李铁男团队供图）

二、病因病机

本病多因情志内伤，肝经郁热，或饮食不节，脾失健运，湿热内蕴，外溢肌肤而生；或感染毒邪，湿热火毒蕴结于肌肤而成。本病初期以湿热火毒为主，后期属正虚血瘀兼夹湿邪为患。

三、诊断要点

❶ 夏季多见。

❷ 好发于头面、颈项、背及臀部。

❸ 皮损为发生于毛囊及毛囊周围的炎性丘疹或结节，鲜红色，圆锥状，中心有脓栓。

❹ 局部常伴疼痛及压痛，临近淋巴结可肿大、压痛。

❺ 如有发热等全身症状，常伴有白细胞总数及中性粒细胞增高。

四、治疗

准备 依据皮损部位，嘱患者取坐位或卧位，充分暴露皮疹区。局部行常规消毒，治疗手法以叩击局部皮疹为主。

操作 局部常规消毒后，采用轻刺法，用梅花针叩刺患部周围，以局部出现少量血液为度。已成脓者，须先用乙醇棉球拭去脓液，再在患处周围轻轻叩打，以消毒敷料覆盖。

疗程 每日叩打1次，每次2分钟。

配合疗法 可酌情配合放血疗法。

五、按语

中医认为本病多由于内蕴湿热，外受风湿毒邪，风湿相搏，凝结于肌肤而成，并提倡外治法治以消肿散结、提脓祛腐等。利用梅花针叩击病所和相关穴位，具有开门祛邪、引热外出、消肿散结之功。通过对皮肤刺激和调节作用，加强气血运行，而西医学则认为促使皮损区微循环加快，促进炎症和代谢物的吸收，可达到增强免疫和消除炎症的目的。

六、注意事项

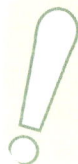

- 保持皮肤清洁，预防继发感染。
- 禁止搔抓以防蔓延，切忌自行挤压。
- 少食油腻和腥发之食物。

第二节 丹毒（急性网状淋巴管炎）

一、定义

> 丹毒是皮肤突然发红、色如涂丹的一种急性感染性疾病。古代文献中称之为"丹疹""丹熛""天火"。西医也称丹毒，又称急性网状淋巴管炎（图6-2-1）。

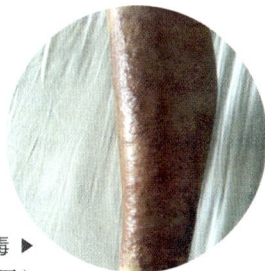

图 6-2-1　丹毒 ▶
（李铁男团队供图）

二、病因病机

总由血热火毒为患。但因所发部位、经络不同，其火热和所兼挟之邪稍有差异。凡发于头面部者，多挟有风热；发于胸腹腰胯部者，多挟有肝脾湿火；发于下肢者，多挟有湿热；发于新生儿者，多由胎热火毒所致。

三、诊断要点

❶ 起病急骤，伴有畏寒、高热等全身症状。

❷ 好发于小腿及面部。

③ 皮损为界限清楚的水肿性鲜红色斑，局部皮温高，有疼痛及压痛，一般不化脓。所属淋巴结可肿大，有压痛。

④ 白细胞总数及中性粒细胞分数多升高，可出现核左移和中毒颗粒。

四、治疗

准备 依据皮损部位，嘱患者取坐位或卧位，充分暴露皮疹区。局部行常规消毒，治疗手法以叩击局部皮疹为主。

操作 施术者持梅花针在患处皮肤上行持续轻中度叩刺，以皮损处皮肤潮红或微微渗血为度。然后用无菌干棉球擦拭血迹，无菌敷料覆盖、弹力绷带外压包扎。

疗程 隔日治疗1次，1周/疗程。

配合疗法 可酌情配合中药湿敷或拔罐治疗。

五、按语

丹毒发病来势凶猛，以局部皮肤红肿热痛为突出表现，中医认为总由血热火毒为患，治疗以泻热解毒为法。梅花针通过叩刺皮肤表面经络，直捣病所，使火毒湿热之邪外泄，疏通气血，而达到"邪去正安"的目的。本法操作简单，患者容易接受，配合中药湿敷或拔罐可起效更快。

六、注意事项

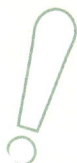

- 尽量避开浅表毛细血管；皮肤或黏膜破损，要特别注意处理好伤口，避免感染。
- 积极治疗足癣、鼻炎等疾病，预防丹毒的发生。
- 慢性患者应避免过度劳累，适当增加营养，减少复发。

第七章 病毒性皮肤病

第一节 疣目（寻常疣）

一、定义

疣目是一种多发于手背、手指、头面部等处的皮肤浅表的病毒性赘生物。古代文献称之为"疣目""千日疮""枯筋箭"等。相当于西医的寻常疣（图7-1-1）。

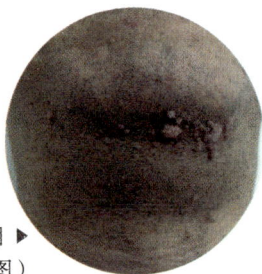
图7-1-1 疣目 ▶
（李铁男团队供图）

二、病因病机

本病可由外感邪毒，肝旺血燥，肝失疏泄，气血失和，气滞血瘀结于皮肤所致，或由于气阴不足血虚风燥，时久致肾虚血燥，肌肤失润，加之腠理不密，复感邪毒，搏结于肌肤而发为本病。

三、诊断要点

1 多见于青少年。

2 皮疹为米粒至豌豆大小的角质增生性突起，灰色或肤色。表面粗糙不平，呈乳头状增生，触之较硬。

3 初起1～2个，可逐渐增至数个至数十个不等。

4 一般无自觉症状。

四、治疗

梅花针治疗前准备：依据施术部位，嘱患者取坐位或卧位，充分暴露施术区。治疗前局部行常规消毒，治疗手法以辨证分型为依据。

肝经郁热证

症状 皮疹初起，疣体较小，数目较少，大便干结，心烦胁痛，口干口苦，舌红苔薄黄，脉弦。

治则 疏经活络，清热解毒。

操作 施术者持梅花针叩刺疣体，由外向内至基底部，单个疣体叩刺使之基底部少许渗血为宜，多发疣体重点叩刺母疣（最早出现的疣体）或者体积最大的疣体。大于0.5cm的疣体采用中重度叩刺法，小于0.5cm者用轻中度叩刺法。然后叩刺胸3~胸10两侧，风池（图7-1-2）、血海（图7-1-3）、肝俞（图

7-1-4)、地仓（图7-1-5）、支正（图7-1-6）及阳性物皮区各20下左右。

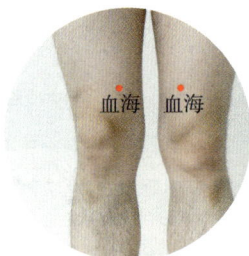

图 7-1-2 风池

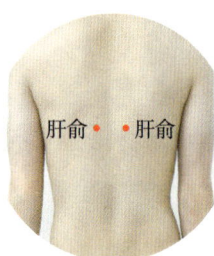

图 7-1-3 血海

图 7-1-4 肝俞

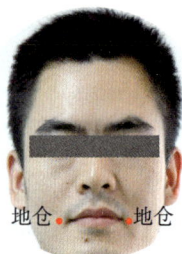

图 7-1-5 地仓

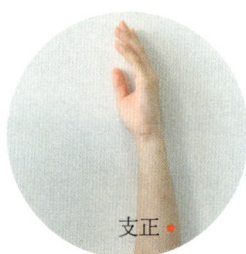

图 7-1-6 支正

疗程 隔日治疗1次，7~10次/疗程。

配合疗法 可酌情配合鸦胆子醋泡液治疗。

气滞血瘀证

症状 皮疹日久，疣体较大，数目较多，表面粗糙灰暗，质硬坚固，舌暗红有瘀点或瘀斑，脉弦或涩。

治则 活血化瘀，软坚散结。

操作 施术者持梅花针叩刺疣体操作同前。然后叩刺胸3~胸10两侧，膈俞（图7-1-7）、血海（图7-1-8）、地仓（图7-1-9）、支正（图7-1-10）及阳性物皮区各20下左右。

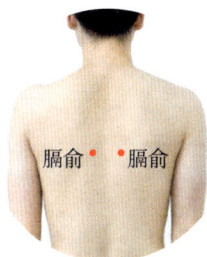

图 7-1-7　膈俞

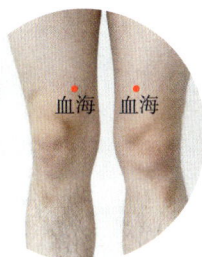

图 7-1-8　血海

图 7-1-9　地仓

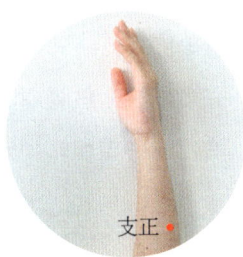

图 7-1-10　支正

疗程 隔日治疗1次，7~10次/疗程。

配合疗法 可酌情配合耳穴压豆治疗。

五、按语

疚目相当于西医的寻常疣，是由乳头瘤病毒引起的表皮赘生物。疚目与外感邪毒、经络不通、气血失和有着密切关系。西医常用液氮冷冻治疗、CO_2激光治疗，相对创伤大，治疗后仍易反复。通过运用梅花针叩刺，调整机体的气血阴阳，使气机和畅，阴阳平衡，增强人体的免疫功能，增加其抗病毒的能力。配合鸦胆子醋泡液可起到一定腐蚀祛毒、软坚散结的作用，使疣体早日脱落。在运用梅花针治疗寻常疣时，可叩刺地仓与支正，通过叩刺，刺激皮下相关的血管神经，加速局部皮损细胞的新陈代谢，改善微循环，促进正常皮肤组织的生成。配合支正穴循经叩刺，取其主治疥疮生疣的作用，驱散毒邪，即"宛陈则除之"之意。

六、注意事项

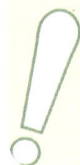

- 梅花针叩打疣体少量渗血不必擦掉，外贴创可贴预防感染即可。
- 忌食辛辣、鱼腥海味及酒类等食物。
- 治疗时，重点叩刺母疣，其余各子疣有可能自行消退。

第二节　扁瘊（扁平疣）

一、定义

扁瘊是一种好发于颜面、手背、前臂等处的病毒性赘生物。古代文献称之为"扁瘊"。相当于西医的扁平疣（图7-2-1）。

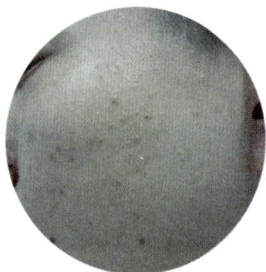

图 7-2-1　扁瘊 ▶

二、病因病机

多因脾不健运，湿浊内生，复感外邪，凝聚肌肤所致，热客于肌表，风毒久留，郁久化热，气血凝滞而发；或肝火妄动，气血不和，阻于腠理而致病。

三、诊断要点

1 皮损常见于青年人的面部，手背及前臂、颈部也可发生。

2 皮损为正常皮色或浅褐色的帽针头大小或稍大的扁平丘疹。圆形、椭圆形或多角形，表面光滑，境界清楚，散在或密集，常由于搔抓而自体接种，沿抓痕呈串珠状排列。

3 无自觉症状或偶有痒感，经过缓慢，可自行消退。消退前常出现炎症反应，异常瘙痒，可能复发。

四、治疗

梅花针治疗前准备：依据施术部位，嘱患者取坐位或卧位，充分暴露施术区。治疗前局部行常规消毒，治疗手法以辨证分型为依据。

风热蕴结证

症状 疣体突发，散在或密集，偶有微痒，舌红苔白，脉弦数。

治则 清热散风，解毒散结。

操作 施术者持梅花针先以螺旋式叩刺疣体，由外向内至基底部。

如果疣体的数量较多，需重点叩打母疣（最早出现的疣体）或者体积最大的疣体，需密刺、重刺，以疣体明显充血，底部渗出少量血液为宜。然后叩刺胸3~胸10两侧，风门、大椎、肺俞（图7-2-2）、曲池（图7-2-3）及阳性物皮区各20下左右。

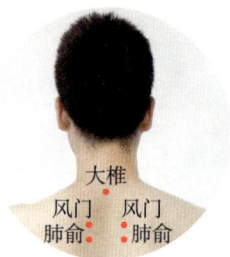

图 7-2-2　风门、大椎、肺俞

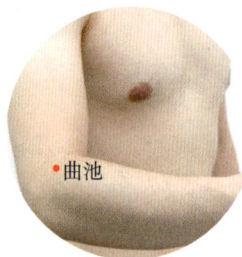

图 7-2-3　曲池

疗程 隔日治疗1次，7~10次/疗程。

配合疗法 可酌情配合拔罐治疗。

肝经郁热证

症状 疣体初发，数目较多，呈浅褐色或灰褐色，伴有微痒，口干心烦，大便干结，舌红苔黄，脉弦数。

治则 舒经活络，清热解毒。

操作 施术者持梅花针叩刺疣体操作同前。然后叩刺胸3~胸10两侧，风池（图7-2-4）、血海（图7-2-5）、肝俞（图7-2-6）及阳性物皮区各20下左右。

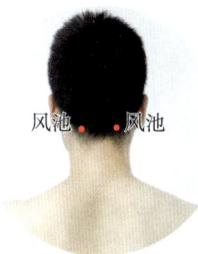
图 7-2-4　风池

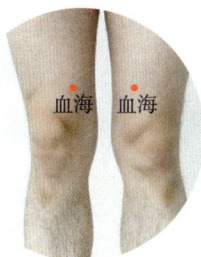
图 7-2-5　血海

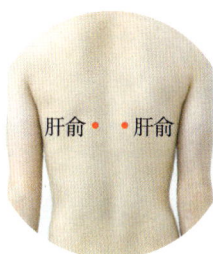
图 7-2-6　肝俞

疗程 隔日治疗1次，7~10次/疗程。

配合疗法 可酌情配合液氮冷冻治疗。

脾胃气血不和证

症状 疣体分布稀疏，呈肤色，日久不退，食少大便溏，四肢困倦，舌淡红、苔薄白，脉细。

治则 调和气血，解毒散结。

操作 施术者持梅花针叩刺疣体操作同前。然后叩刺胸3~胸10两侧，风池（图7-2-7）、血海（图7-2-8）、三阴交、足三里（图7-2-9）及阳性物皮区各20下左右。

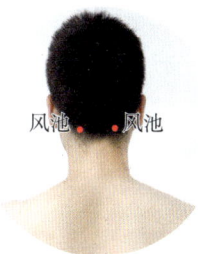
图 7-2-7　风池

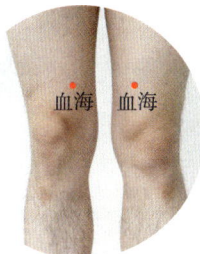
图 7-2-8　血海

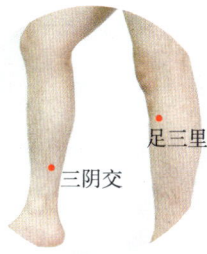
图 7-2-9　三阴交、足三里

疗程 隔日治疗1次，7~10次/疗程。

配合疗法 可酌情配合耳穴压豆治疗。

五、按语

扁瘊是由乳头瘤病毒引起的表皮赘生物，大抵湿热蕴结或气血凝滞皮肤而发，临床中药内服、外用治疗有一定疗效，但很难治愈，且易复发。《灵枢·官针》篇曰："毛刺者，刺浮痹皮肤也。"浮痹即指邪气内阻，气血瘀滞的皮肤病变。通过运用梅花针叩刺，调整机体的气血阴阳，使气机和畅，阴阳平衡，增强人体的免疫功能，增加其抗病毒的能力。叩刺膀胱经可以调和脏腑经气，通络消瘀，以驱外邪；重点叩刺疣体局部及阳性物，可以直达病所，刺激疣体局部的气血充盛，正盛而邪去。

六、注意事项

- 扁平疣可出现同形反应，故不可随意搔抓。
- 梅花针叩打疣体少量渗血不必擦掉，外贴创可贴预防感染即可。
- 在治疗过程中，若疣体突然增多、发红、痒，则是向愈征兆，继续巩固治疗。

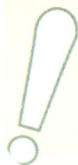

第三节 蛇串疮（带状疱疹）

一、定义

蛇串疮是一种皮肤上出现成簇水疱、呈带状分布、痛如火燎的急性疱疹性皮肤病。古代文献称之为"蜘蛛疮""火带疮""腰缠火丹"等。本病相当于西医的带状疱疹（图7-3-1）。

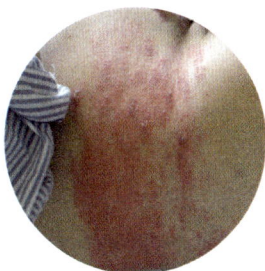
图 7-3-1 蛇串疮（带状疱疹）

二、病因病机

本病多因情志内伤，肝经郁热，或饮食不节，脾失健运，湿热内蕴，外溢肌肤而生；或感染毒邪，湿热火毒蕴结于肌肤而成。本病初期以湿热火毒为主，后期属正虚血瘀兼夹湿邪为患。

三、诊断要点

❶ 发疹前可有疲倦、低热、全身不适、食欲不振等前驱症状。

❷ 患处有神经痛，皮肤感觉过敏。

③ 好发部位是一侧腰胁、胸背、头面、四肢等处，其他部位亦可发生。

④ 皮疹为红斑上簇集性粟粒至绿豆大水疱，疱液常澄清。

⑤ 皮疹常单侧分布，一般不超过躯体中线。

⑥ 病程有自限性，约2~3周，愈后可留色素改变，发生坏死溃疡者可留瘢痕。

⑦ 头面部带状疱疹可累及眼耳部，引起疱疹性角膜结膜炎或面瘫等。

四、治疗

准备 依据施术部位，嘱患者取坐位或卧位，充分暴露施术区。治疗前局部行常规消毒，治疗手法以辨证分型为依据。

肝经郁热证

症状 皮损鲜红，簇集丘疹、水疱，疱壁紧张，灼热刺痛。伴口苦咽干，烦躁易怒，大便干或小便黄。舌质红、苔薄黄或黄厚，脉弦滑数。

治则 清热泻火，解毒止痛。

操作 施术者持梅花针先叩刺胸5~胸10两侧及病变相应脊段皮区1~2遍，再重点叩刺患部、阳性物处，在曲池（图7-3-2）、风池（图7-3-3）、外关（图7-3-4）、血海（图7-3-5）、肝俞（图7-3-6）对应皮区各叩刺20~30下，手法缓急轻重以患者耐受为度，可反复数次叩刺。直至局部皮肤发红，微微出血。叩刺后，将血点用消毒干棉球擦净。在叩刺疱疹时，刺破疱疹使疱液流出，并用无菌棉签擦去疱液。

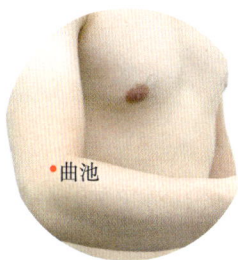
图 7-3-2　曲池

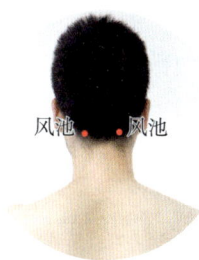
图 7-3-3　风池

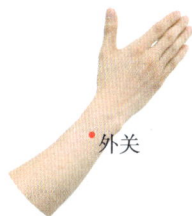
图 7-3-4　外关

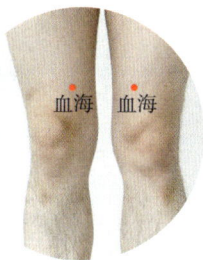
图 7-3-5　血海

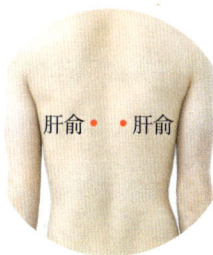
图 7-3-6　肝俞

疗程　每日治疗1次，3~5次/疗程。

配合疗法　可酌情配合中药湿敷、红外线治疗。

气滞血瘀证

症状　皮疹消退后，局部疼痛不止，甚至放射到附近部位，痛不可忍，坐卧不安，严重者持续数月或更长。舌质暗、苔白，脉弦细。

治则 理气活血，通络止痛。

操作 施术者持梅花针先叩刺胸3~胸10两侧及病变相应脊段皮区1~2遍，再重点叩刺患部、阳性物处，在疼痛部位周围采用轻刺密刺手法，可反复数次叩刺。

疗程 每日治疗1次，3~5次/疗程。

配合疗法 可酌情配合刺络拔罐、艾灸治疗。

五、按语

蛇串疮是由病毒引起的疱疹性皮肤病，初期以湿热火毒炽盛为主，壅阻经络，蕴结皮肤而出现鲜红的水疱，"不通则痛"可伴有剧烈疼痛或皮肤感觉过敏；疾病后期属正虚血瘀兼夹湿邪为患，患者邪毒渐去，经络受损，血行失畅，气滞血瘀，以致遗留神经痛症状，可迁延日久，患者痛苦不堪。梅花针叩刺患部、阳性物处可以直达病所，快速排出浊秽毒邪，恶血除尽，新血则生；叩刺病变相应脊段皮部，有利于刺激相应的脏腑，调节相应脏腑经络功能。治疗初期蛇串疮，强调清热泻火、解毒止痛，湿热火毒蕴结于表，予梅花针叩刺，可使湿热毒邪外出，泻火解毒、疏通经络，水疱迅速干瘪结痂，疼痛缓解；治疗疾病后期强调理气活血、通络止痛，梅花针治疗能使余毒渐清，瘀血渐尽，气血调和，经络畅通。初期配合中药湿敷加强透邪驱邪之功，后期配合刺络拔罐、艾灸等加强活血通络之效。

六、注意事项

- 皮损位于面部者，建议使用毫火针施治。
- 叩刺时针尖需垂直而下，避免斜、钩、挑等，以减少疼痛。
- 保持疱疹局部清洁，防止继发感染；局部皮肤有溃疡或外伤者不宜使用。

第八章 8 真菌性皮肤病

第一节 白秃疮（白癣）

一、定义

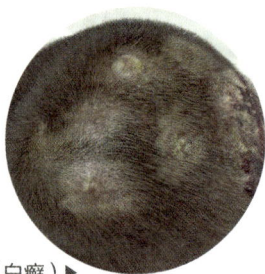

白秃疮是生于头部的真菌性皮肤病，因其头生白屑，发落而秃成疮命名。中医又称"蛀毛癣"，俗称"白鼠痢"。本病相当于西医的白癣（图8-1-1）。

图 8-1-1　白秃疮（白癣）▶
（刘巧团队供图）

二、病因病机

本病多由接触患者的理发用具、帽、枕等传染而得；或理发时腠理司开，外邪侵入，结聚不散，以致气血不潮，皮肤干枯而成；或由脾胃湿热内蕴，湿甚则痒流汁，热甚则生风生燥，肌肤失养，以致皮生白屑，发焦脱落。

三、诊断要点

❶ 好发于儿童，尤以卫生条件较差的农村儿童多见。

❷ 皮损为大小不等的圆斑，上覆灰白色鳞屑，逐渐扩大，可有轻痒。病发外围绕以白鞘，在距头皮2～3mm处折断。

❸ 病程缠绵，但至青春期可自愈，愈后头发可再生。

四、治疗

准备 依据皮损部位，嘱患者取坐位或卧位，充分暴露皮疹区。局部行常规消毒，治疗手法以叩击局部皮疹为主。

操作 施术者持梅花针先叩刺颈椎、胸椎5~12及病变相应脊段皮区1~2遍，其后在头癣患部四周正常皮肤作轻度密刺，由皮损边缘向内至皮损中央向心性作中度密刺。然后叩刺风池（图8-1-2）、内关（图8-1-3）、曲池（图8-1-4）、三阴交、足三里（图8-1-5）及阳性物皮区各20下左右，以局部皮肤潮红或轻微渗血为度。

图 8-1-2　风池

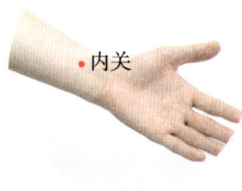 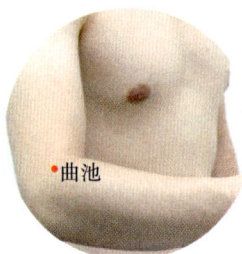 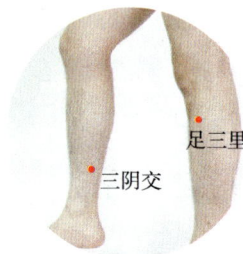

图 8-1-3 内关　　　图 8-1-4 曲池　　　图 8-1-5 三阴交、足三里

疗程　隔日治疗1次，10次/疗程。

五、按语

梅花针叩刺局部皮肤出血，有祛瘀生新的作用。叩刺头癣处，能激发局部的经气，通经活络、滋阴养血、濡养毛发，故对头癣的治疗，梅花针疗法具有一定的优势。

六、注意事项

- 注意个人卫生，患者接触过的生活用品，应注意及时消毒。治疗患者的梅花针应为专用，且注意消毒。
- 叩打头癣患部时，应先从患部周围健康皮肤区作圆形向心状叩刺，直至头癣中央区。
- 患部叩打后可加艾灸，或用生姜片擦。

第二节 鹅掌风（手癣）

一、定义

鹅掌风是手部的浅表真菌病。因其手部粗糙干裂如鹅掌而得名。古代文献称之为"鹅掌风"。相当于西医的手癣（图8-2-1）。

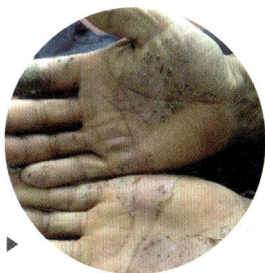

图 8-2-1 鹅掌风（手癣）▶
（刘巧团队供图）

二、病因病机

多因外感风、湿、热毒，蕴积皮肤。病久则气血不能荣润，皮肤失养，以致皮肤肥厚燥裂，形如鹅掌；或由相互接触，毒邪相染，可沾染他人；亦可由脚湿气传染而得。

三、诊断要点

① 多见于成年人，好发于手掌及指缝间。

② 皮损初起为小水疱，甚痒，破溃或吸收后出现脱屑，或伴有潮红，以后逐渐扩大或融合，形成不规则损害。

❸ 病程缓慢，如不及时治疗，可多年不愈，以致皲裂或皮肤粗糙。

四、治疗

准备 据皮损部位，嘱患者取坐位或卧位，充分暴露皮疹区。局部行常规消毒，治疗手法以叩击局部皮疹为主。

操作 局部常规消毒后，采用轻刺法，用梅花针由患部皮损边缘向内至皮损中央向心性作轻度密刺，以局部皮肤潮红或轻微渗血为度，并尽可能使周围的小疱刺破，然后用2.5%的碘酊自内向外消毒完毕。

疗程 1周治疗2次，1个月/疗程。

五、按语

中医学认为，手癣多因风湿、热毒为患，蕴结肌肤而成，湿邪为病，缠绵难愈。日久则脉络瘀阻，气血不能荣于肌肤，而致皮肤枯槁。通过梅花针的治疗，达到外泄湿热之邪的作用，祛除手癣的致病条件，并且通过梅花针的刺激，加强手部的气血运行，使气血能荣于手部肌肤，改善皮肤环境。

六、注意事项

● 注意个人卫生，避免接触传染源，不要用他人的毛巾等，要保持手部卫生。

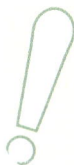

- 患有手癣后应积极治疗，以防感染和蔓延到其他部位。
- 坚持耐心治疗，方可痊愈。

第三节　脚湿气（足癣）

一、定义

脚湿气是足部的浅表真菌病。因其脚趾间或足底部生小水疱，脱皮糜烂流汁而有特殊气味，故称脚湿气。文献中又有"脚气疮""烂脚丫""臭田螺""香港脚"之称。相当于西医的足癣（图8-3-1）。

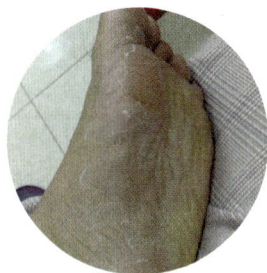

图 8-3-1　脚湿气（足癣）

二、病因病机

本病由脾、胃二经湿热下注而成；或久居湿地，水中工作，水浆浸渍，感染湿毒所致，多由公用脚盆、拖鞋，水池洗脚相互侵染而得。

三、诊断要点

❶ 男女老少均可发病，但多见于青壮年男性，尤以长期从事潮湿环境工作者好发。

❷ 好发于足趾及 3 ～ 4 趾缝，可两侧发生。皮损初起为小水疱，痒甚，破溃或吸收后可出现脱屑。一般以水疱、糜烂多见，并有特殊的臭味。

❸ 病程缓慢，时好时发，夏重冬轻。

四、治疗

准备 依据皮损部位，嘱患者取坐位或卧位，充分暴露皮疹区。局部行常规消毒，治疗手法以叩击局部皮疹为主。

操作 局部常规消毒后，采用轻刺法，用梅花针由患部皮损边缘向内至皮损中央向心性作轻度密刺，以局部皮肤潮红或轻微渗血为度，并尽可能使周围的小疱刺破，然后用2.5%的碘酊自内向外消毒完毕。

疗程 1周治疗2次，1个月/疗程。

五、按语

中医学认为，足癣多因风湿、热毒为患，蕴结肌肤而成，湿邪为病，缠绵难愈。日久则脉络瘀阻，气血不能荣于肌肤，而致皮肤枯槁。通过梅花针的治疗，达到外泄湿热之邪的作用，祛除足癣的致病条件，并且通过梅花针的刺激，加强足部的气血运行，使气血能荣于足部肌肤，改善皮肤环境。

六、注意事项

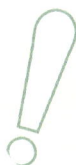

- 注意个人卫生，避免接触传染源，不要穿用他人的拖鞋、脚盆、毛巾等，要穿透气鞋袜，保持足部卫生。
- 患有足癣后应积极治疗，以防感染和蔓延到其他部位。
- 坚持耐心治疗，方可痊愈。

第九章 9 变应性皮肤病

第一节　湿疮（湿疹）

一、定义

　　湿疮是一种常见的由于禀赋不耐，因内外因素作用而引起的过敏性炎症性皮肤病。其临床特点为皮损形态多样，对称分布，剧烈瘙痒，有渗出倾向，反复发作，易成慢性等。根据湿疮的不同发病部位及皮损特点，古代文献中又称之为"浸淫疮""血风疮""粟疮""旋耳疮""瘑疮""肾囊风""绣球风""脐疮""四弯风""乳头风"等。本病相当于西医的湿疹（图9-1-1）。

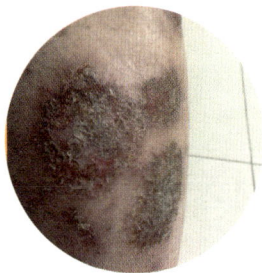

图9-1-1　湿疮（湿疹）

二、病因病机

湿疮病因复杂，可由多种内、外因素引起。常因禀赋不耐，饮食失节，或过食辛辣刺激荤腥动风之物，脾胃受损，失其健运，湿热内生，又兼外受风邪，内外两邪相搏，风湿热邪浸淫肌肤所致。其发生与心、肺、肝、脾四经关系密切。

三、诊断要点

急性湿疹

1 急性发病。

2 常对称分布。好发于面、耳、手、足、前臂、小腿等外露部位，严重时可延及全身。

3 皮损多形性，可在红斑基础上出现丘疹、丘疱疹及小水疱，集簇成片状，边缘不清。常因搔抓引起糜烂、渗出。如染毒，可有脓疱、脓液及脓痂，臀核肿大。

4 自觉剧痒及灼热感。

亚急性湿疹

1 急性湿疮经治疗，红肿及渗出减轻，进入亚急性阶段，或由慢性湿疮加重所致。

2 皮损以小丘疹、鳞屑和结痂为主，仅有少数丘疱疹和糜烂或有轻度浸润。

3 自觉瘙痒。

慢性湿疹

1 可由急性湿疹反复发作而致或开始即呈慢性。

2 好发于面部、耳后、肘、腘窝、小腿、外阴和肛门等部位，伴剧痒。

3 皮损较局限，肥厚浸润显著，境界清楚，多有色素沉着。

4 病程慢性，常有急性发作。

四、治疗

患者根据不同部位采取不同姿势以充分暴露叩刺部位来配合梅花针施术。施术部位常规消毒，操作以辨证分型为依据。

湿热浸淫证

症状 发病急，皮损潮红灼热，丘疹及丘疱疹分布密集，瘙痒无休，抓破滋汁淋漓；伴身热，心烦，口渴，大便干，尿短赤；舌质红、苔薄或黄，脉滑或数。

治则 清热利湿止痒。

操作 施术者持梅花针先叩刺颈椎、胸椎1~8及病变相应脊段皮区1~2遍，其后在皮损区四周正常皮肤作轻度密刺，其后由皮损边缘向内至皮损中央向心性作中度密刺。然后叩刺风池、大椎（图9-1-2）、曲池（图9-1-3）、合谷、外关（图9-1-4）、足三里（图9-1-5）、委中（图9-1-6）及阳性物皮区各20下左右，以局部潮红或微微渗血，患者能耐受为度。

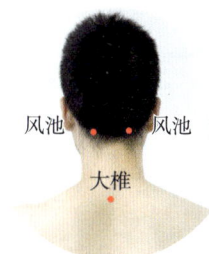

图9-1-2　风池、大椎

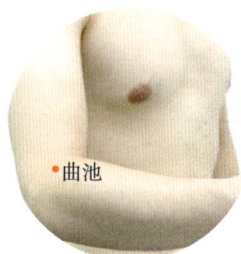

图9-1-3　曲池

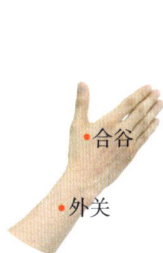

图9-1-4　合谷、外关

图9-1-5　足三里

图9-1-6　委中

疗程 1周治疗2次，1个月/疗程。

脾虚湿蕴证

症状 发病较缓，皮损潮红，瘙痒，抓后糜烂渗液，可见鳞屑；伴纳少神疲，腹胀便溏；舌淡胖、苔白或腻，脉弦缓。

治则 健脾除湿。

操作 施术者持梅花针先叩刺颈椎、胸椎1~12两侧及病变相应脊段皮区1~2遍，其后叩刺皮损区操作同前。然后叩刺风池（图9-1-7）、曲池（图9-1-8）、内关（图9-1-9）、足三里（图9-1-10）、委中（图9-1-11）及阳性物皮区各20下左右，手法基本同前。

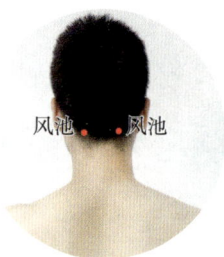
图9-1-7　风池

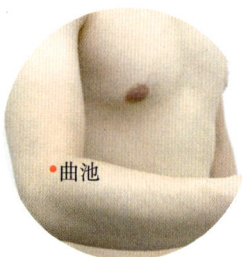
图9-1-8　曲池

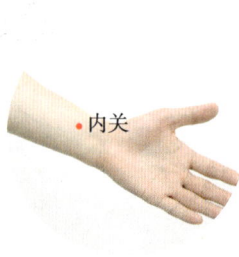
图9-1-9　内关

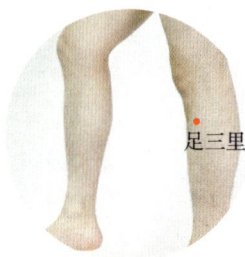
图9-1-10　足三里

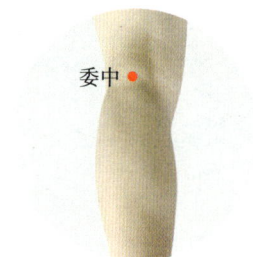
图9-1-11　委中

疗程　1周治疗2次，1个月/疗程。

血虚化燥证

症状　病程较长，皮损色暗或色素沉着，剧烈瘙痒，或皮损粗糙肥厚、苔藓样变、血痂、脱屑；伴口干不欲饮，头昏乏力，腹胀；舌淡苔白，脉弦细。

治则　养血润肤，祛风止痒。

施术者持梅花针先叩刺颈椎、胸椎5~12及病变相应脊段皮区1~2遍，其后叩刺皮疹操作同前，慢性肥厚性皮疹可中重度密刺。然后叩刺曲池（图9-1-12）、合谷（图9-1-13）、阴陵泉、三阴交（图9-1-14）、脾俞（图9-1-15）、血海（图9-1-16）及阳性物皮区各20下左右，手法基本同前。

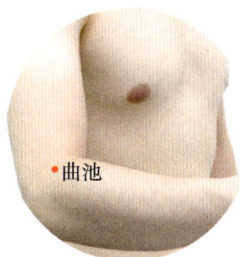

图 9-1-12　曲池

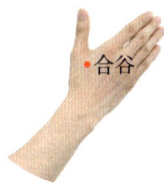

图 9-1-13　合谷

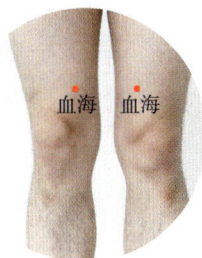

图 9-1-14　阴陵泉、三阴交

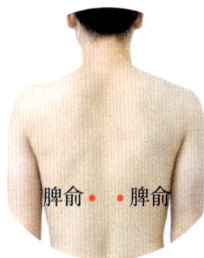

图 9-1-15　脾俞

图 9-1-16　血海

疗程 1周治疗2次，1个月/疗程。

配合疗法 可酌情配合火罐治疗等。

五、按语

湿疮皮疹多形损害，容易反复，急性期可有渗出倾向。中医认为本病多因禀赋不足，风热湿邪客于肌肤，气血运行失常，湿热蕴阻肌肤所致。梅花针叩刺可疏调局部经络之气，祛风止痒，活血润燥；加之拔罐，使湿热之邪随血液而出，起到清热除湿之功，使机体经络疏通，气血顺畅，从而达到治疗目的。梅花针局部重点叩刺可直达病所，宣散皮损处瘀积的气血，疗效显著。现代研究亦表明梅花针疗法可改善皮肤微循环、促进炎症代谢物的吸收，对免疫系统有良好调节作用，值得临床推广应用。

六、注意事项

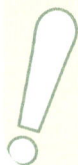

- 对于急性湿疹，若局部皮疹出现糜烂、渗液，仅叩刺患部周围。
- 禁止搔抓和热水烫洗。
- 控制饮食，限制鱼腥、辛辣刺激等食物。

第二节 瘾疹（荨麻疹）

一、定义

瘾疹是因皮肤上出现鲜红色或苍白色风团，时隐时现，故名。本病以瘙痒性风团，突然发生，迅速消退，不留任何痕迹为特征。常分为急性、慢性两类。急性者，骤发速愈；慢性者，反复发作达数月或更久。古代文献称之为瘾疹。相当于西医的荨麻疹（图9-2-1）。

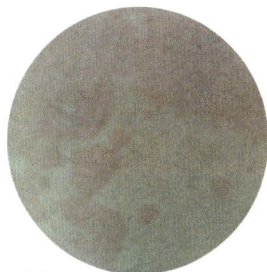

图 9-2-1　瘾疹（荨麻疹）▶
（李铁男团队供图）

二、病因病机

本病总因禀赋不耐，人对某些物质过敏所致。可因气血虚弱，卫气失固；或因饮食不慎，多吃鱼腥海味、辛辣刺激食物，或因药物、生物制品、慢性感染病灶、昆虫叮咬、肠道寄生虫，或因七情内伤、外受虚邪贼风侵袭等多种因素所诱发。

三、诊断要点

❶ 突然出现风团，大小不等，形态各异，境界清楚。

❷ 发无定处、定时，时隐时现，消退后不留痕迹。

❸ 剧烈瘙痒，或有烧伤、刺痛感。

❹ 部分病例可有腹痛腹泻，或气促胸闷，呼吸困难，甚则引起窒息。

❺ 皮肤划痕试验阳性。

四、治疗

准备 依据皮损部位，嘱患者取坐位或卧位，充分暴露皮疹区。局部行常规消毒，治疗手法依据辨证分型取穴。

风寒束表证

症状 风团颜色淡红或苍白，遇风受凉后尤甚，得暖减轻。伴鼻塞咽痒，咳嗽痰白，周身酸痛。舌淡红，脉浮紧。

治则 疏风散寒解表。

操作 施术者持梅花针先叩刺胸椎5~12两侧及病变相应脊段皮区1~2遍，其后在风团处作轻中度密刺，然后叩刺风府（图9-2-2）、肺俞、脾俞（图9-2-3）、中脘（图9-2-4）、曲池（图9-2-5）、足三里（图9-2-6）、血海（图9-2-7）及阳性物皮区各20下左右，以局部潮红或微微渗血，患者自觉瘙痒减轻为度。

图 9-2-2 风府   图 9-2-3 肺俞、脾俞   图 9-2-4 中脘

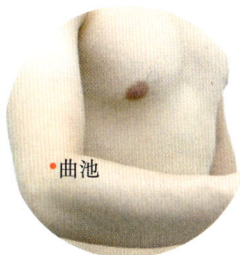

图 9-2-5　曲池

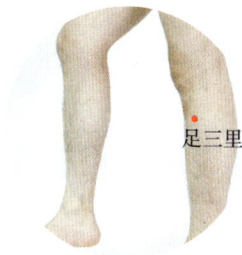

图 9-2-6　足三里

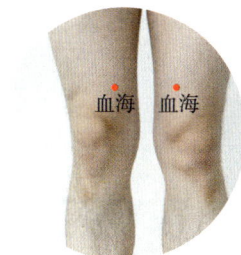

图 9-2-7　血海

疗程　每天1次，7天/疗程。

风热犯表证

症状　风团颜色鲜红灼热，遇风受热后加重，瘙痒甚，好发于暴露部位。伴鼻塞流涕，口干咽痛，大便干结。舌红苔黄，脉浮数。

治则　疏风清热透表。

操作　施术者持梅花针先叩刺胸椎1~10两侧及病变相应脊段皮区1~2遍，其后在风团处作轻中度密刺，然后叩刺风池、大椎（图9-2-8）、合谷（图9-2-9）、肺俞（图9-2-10）及阳性物皮区各20下左右，以局部潮红或微微渗血，患者自觉瘙痒减轻为度。

图 9-2-8　风池、大椎

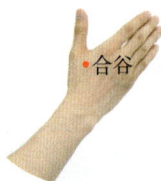

图 9-2-9　合谷

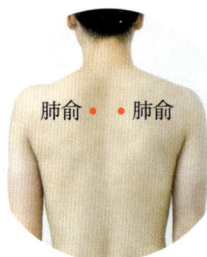

图 9-2-10　肺俞

疗程 每天1次，7天/疗程。

配合
疗法 可酌情配合拔罐、放血疗法。

气血亏虚证

症状 风团反复发作，久治不愈，夜晚或劳累时风团加重，四肢困
倦，形瘦体弱或虚胖，面色无华。舌质淡有齿痕、苔白，脉
细弱。

治则 益气养血固表。

操作 施术者持梅花针先叩刺胸椎5~12两侧及病变相应脊段皮区
1~2遍，其后在风团处作轻中度密刺，然后叩刺风池（图
9-2-11）、合谷（图9-2-12）、
中脘（图9-2-13）、足三里、三阴
交（图9-2-14）、心俞、肾俞（图
9-2-15）及阳性物皮区各20下左
右，以局部潮红或微微渗血，患者
自觉瘙痒减轻为度。

图 9-2-11　风池

图 9-2-12　合谷　　　　　　图 9-2-13　中脘

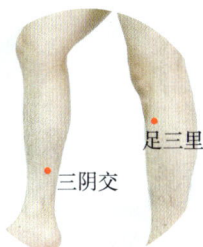

图 9-2-14　足三里、三阴交　　　图 9-1-15　心俞、肾俞

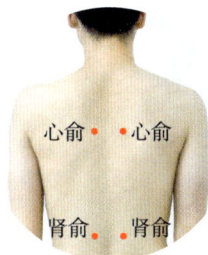

疗程　每天1次，7天/疗程。

配合疗法　可酌情配合耳穴压豆等治疗。

五、按语

　　荨麻疹是临床上一种常见病、多发病，与人体对某些物质敏感有关。中医认为本病多由于禀赋不耐，卫外不固，风、寒、湿、热之邪侵袭，邪郁于肌肤腠理之间，导致气血运行不畅所致。痒自风来，止痒必治风，"治风先治血，血行风自灭"，故以疏风、和血为治疗大法。梅花针叩刺可宣泄血络壅郁之邪，调整经络之气，使气血通畅。西医学认为叩刺通过机械刺激，由痛觉感受器通过神经系统反射性地引起血管扩张，促进局部血液循环，激发皮肤的神经、体液功能，实现皮肤、黏膜微循环的自我调节，改善荨麻疹的临床症状。

六、注意事项

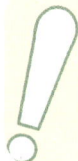

- 一般采用中度叩刺，阳性物及阳性反应区可采用较重刺激，患部宜轻度叩刺。
- 患部避免过度搔抓，致皮肤溃破，以防继发感染。

第十章

神经精神功能障碍类皮肤病

第一节　风瘙痒（皮肤瘙痒症）

一、定义

> 风瘙痒是一种无原发性皮肤损害，仅以皮肤瘙痒为临床表现的皮肤病。临床上一般分为局限性和泛发性两种，局限性以阴部、肛门周围多见，泛发性可泛发全身。中医学又称之为"痒风""血风疮"等。本病相当于西医的皮肤瘙痒症。

二、病因病机

本病可由多种内外因素所致。凡禀赋不耐，素体血热，外感风邪侵袭；久病体虚，气血不足，血虚生风；饮食及情志失调；皮毛、羽绒等衣物接触、摩擦等原因均可导致本病的发生。

三、诊断要点

❶ 无原发性皮肤损害。

❷ 全身性或局限性阵发性剧烈瘙痒，夜间尤甚。

❸ 患处可出现继发性皮肤损害，如抓痕、血痂、色素沉着以及皮肤肥厚粗糙甚至苔藓样变等。

❹ 慢性病程，部分患者与季节气候变化、精神紧张、饮食刺激、衣物摩擦等关系明显。

❺ 长期顽固性瘙痒患者，应作进一步全身检查，注意排除肿瘤、糖尿病等疾病。

四、治疗

准备 依据瘙痒部位，嘱患者取坐位或卧位，充分暴露皮疹区。局部行常规消毒，治疗手法以叩击瘙痒局部及脊柱两侧阳性物（条索状物或结节状物）为主。

操作 施术者持梅花针叩刺背部足太阳膀胱经背俞穴及阳性反应区，后叩刺瘙痒局部，手法不轻不重，均匀用力，一般可循穴位或局部叩刺8~16次，以皮肤微微潮红、患者耐受为度。

血海（图10-1-1）、曲池（图10-1-2）、合谷（图10-1-3）、足三里（图10-1-4）、神门（图10-1-5）。

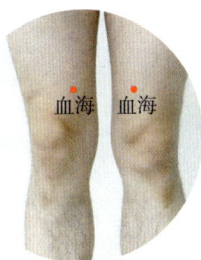
图 10-1-1 血海

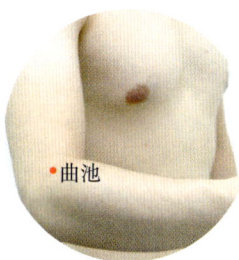
图 10-1-2 曲池

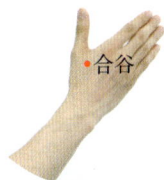
图 10-1-3 合谷

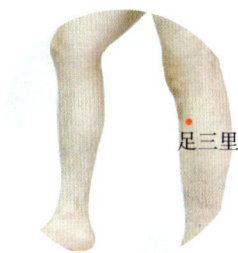
图 10-1-4 足三里

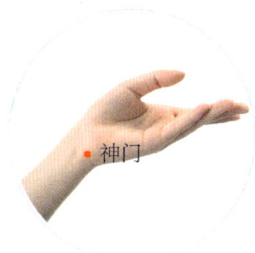
图 10-1-5 神门

疗程 1日治疗1次，瘙痒严重者可1日2次，10次/疗程。

配合疗法 可酌情配合膏药涂搽或拔罐治疗。

五、按语

《诸病源候论》记载："风瘙痒者，是体虚受风，风入腠理，与血气相搏，而俱往来，在皮肤之间。邪气微，不能冲击为痛，故但瘙痒也。"本病多因风邪所致，即诸痒皆属于风，属于虚。"血虚生风，风盛则痒。"故治疗上"痒自风而来，止痒先疏风，治风先治血，血行风自灭"。故用血海穴补血活血；曲池穴疏风解表为治疗皮肤病之经验穴；合谷、足三里穴均为阳明经之穴，多气又多血，针刺之，补气又补血；神门养心安神。梅花针叩刺瘙痒处，可促使邪气外泄，疏导经络气血，从而达到祛风止痒之目的，用于瘙痒症患者疗效确切。

六、注意事项

- 切勿搔抓和热水烫洗。
- 内衣内裤以全棉材质、穿着宽松为宜。
- 需慎食鸡、鲤鱼、虾、牛肉及辛辣刺激之品。

第二节　牛皮癣（神经性皮炎）

一、定义

牛皮癣是一种患部皮肤状如牛项之皮，肥厚而且坚硬的慢性瘙痒性皮肤病。在中医古代文献中，因其好发于颈项部，称之为"摄领疮"；因其缠绵顽固，亦称为"顽癣"。本病相当于西医的神经性皮炎（图10-2-1）。

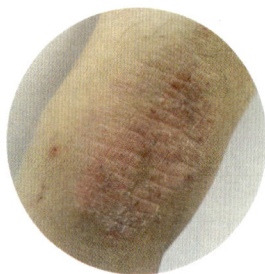

图 10-2-1　牛皮癣（神经性皮炎）
（李铁男团队供图）

二、病因病机

本病初起为风湿热邪阻滞肌肤，以致营血失和，经气失疏，日久血虚风燥，肌肤失养，以致本病发生。再者情志郁闷，衣领拂着，搔抓，嗜食辛辣、醇酒、鱼腥发物等皆可诱发或使本病病情加重。

三、诊断要点

❶ 限局性好发于项部及骶尾部、四弯，而播散性分布较广泛，以头面、四肢、腰部为多见。

❷ 局部皮肤先有痒感，因搔抓局部出现发亮的扁平丘疹，并迅速融合发展为苔藓样变。

❸ 病变处通常无色素沉着，多对称分布、剧痒。

❹ 本病常呈慢性反复发作。

四、治疗

准备 依据皮损部位，嘱患者取坐位或卧位，充分暴露皮疹区。局部行常规消毒，治疗手法依据辨证分型取穴。

风湿蕴肤证

症状 皮损成片，呈淡褐色，粗糙肥厚，并伴有部分皮肤潮红、糜烂、湿润和血痂，阵发性剧痒，夜间尤甚。苔薄黄或黄腻，脉弦数。

治则 清热利湿，祛风止痒。

操作 施术者持梅花针先在皮损区四周正常皮肤作中度密刺，其后由皮损边缘向内至皮损中央向心性作重度密刺，要求刺透肥厚皮疹，皮疹周围正常皮肤潮红，皮损处以微微渗血为度。然后叩刺风池（图10-2-2）、曲池（图10-2-3）、内关（图10-2-4）、肺俞、大椎（图10-2-5）及阳性物皮区各20下左右。

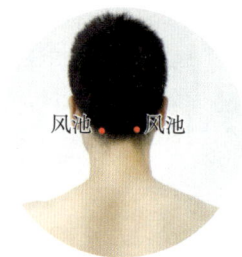

图 10-2-2　风池

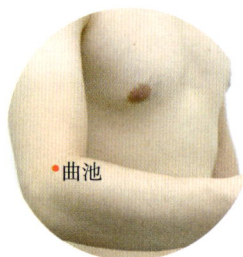

图 10-2-3　曲池

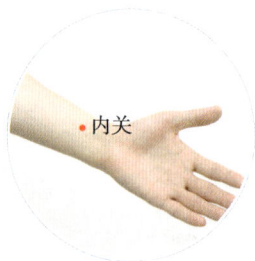

图 10-2-4　内关

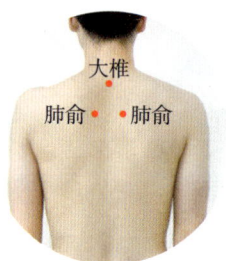

图 10-2-5　肺俞、大椎

疗程 1周治疗2次，1个月/疗程。

配合疗法 可酌情配合10%硫黄膏涂搽、红外线治疗等。

肝郁化火证

症状 皮疹色红，伴见心烦易怒或精神抑郁、失眠多梦、眩晕、心悸、口苦咽干。舌边尖红、舌苔薄白，脉弦数。

治则 疏肝理气，解郁泻火。

操作 施术者持梅花针叩刺皮疹操作同前。然后叩刺太渊（图10-2-6）、曲池（图10-2-7）、内关（图10-2-8）、肝俞（图10-2-9）、血海（图10-2-10）、委中（图10-2-11）及阳性物皮区各20下左右。

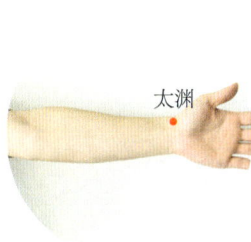

图10-2-6　太渊

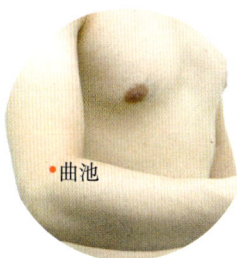

图10-2-7　曲池

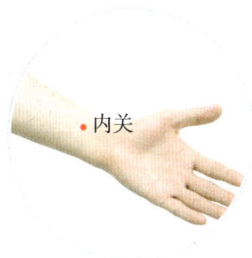

图10-2-8　内关

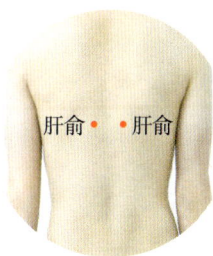

图10-2-9　肝俞

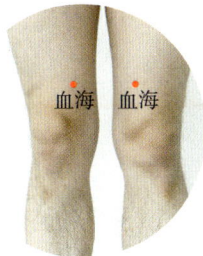

图10-2-10　血海

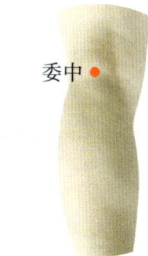

图10-2-11　委中

疗程 1周治疗2次，1个月/疗程。

可酌情配合10%硫黄膏涂搽、火罐治疗等。

血虚风燥证

症状 病程较长，皮损色淡或灰白，肥厚粗糙似牛皮，抓如枯木。舌质淡，脉沉细。

治则 养血祛风润燥。

操作 施术者持梅花针叩刺皮疹操作同前。然后叩刺风池（图10-2-12）、内关（图10-2-13）、血海（图10-2-14）、三阴交、足三里（图10-2-15）及阳性物皮区各20下左右。

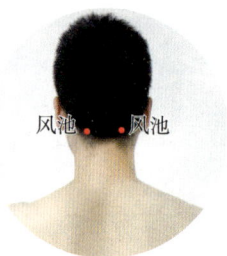

图 10-2-12　风池

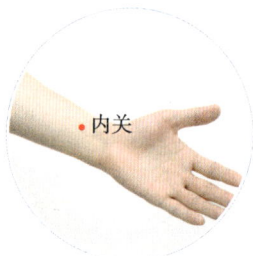

图 10-2-13　内关

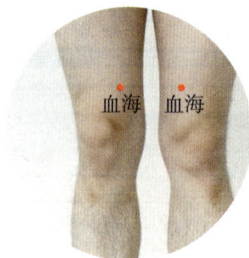

图 10-2-14　血海

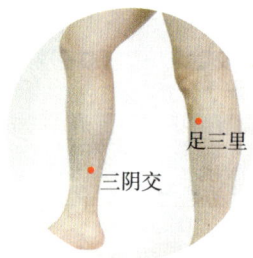

图 10-2-15　三阴交、足三里

疗程 1周治疗2次，1个月/疗程。

配合疗法 可酌情配合10%硫黄膏涂搽、红外线治疗等。

五、按语

牛皮癣病程进展缓慢，且容易复发，目前尚无令人满意的根治手段。梅花针叩刺使皮损处出血，可促使邪气外泄，疏导经络气血，从而达到活血化瘀、祛风止痒之目的，同时可改善皮损处血液循环，促进组织再生，提高患处皮肤的免疫、抗炎能力。10%硫黄霜在临床上使用多年，有消炎杀菌作用，在肥厚性皮损应用时疗效佳，可有效改善肥厚皮损。红外线治疗可增强血液循环，促进药物的吸收及伤口的愈合，从而使皮损消退。改良的梅花针吹烘疗法把梅花针叩刺、硫黄霜、红外线照射三者有机结合起来，利用叩刺后10%硫黄霜在TDP红外线温热作用下可减轻表皮炎症，促进正常皮肤修复，使其发挥作用最大化，故能达到良好疗效。

六、注意事项

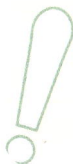

- 避免紧张、疲劳，保证睡眠充足。
- 禁止搔抓和热水烫洗。
- 调节饮食，限制酒类、辛辣饮食，保持大便通畅。

第三节　顽湿聚结（结节性痒疹）

一、定义

顽湿聚结是一种以皮肤结节损害、剧烈瘙痒为特征的慢性、炎症性、瘙痒性皮肤病。以皮肤结节损害，剧烈瘙痒为特征。古代文献亦称之为"马疥"。本病相当于西医的结节性痒疹（图10-3-1）。

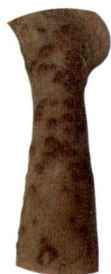

图 10-3-1　顽湿聚结
（结节性痒疹）

二、病因病机

本病多因体内蕴湿，兼感外邪风毒，或昆虫叮咬，毒汁内侵，湿邪内毒凝聚。经络阻隔，气血凝滞，形成结节而作痒。少数或因忧思郁怒，七情所伤，冲任不调，营血不足，脉络瘀阻，肌肤失养所致。

三、诊断要点

1 多见于中老年，又以妇女多见。

2 好发于四肢伸侧，且小腿伸侧最为常见。

③ 典型皮损为疣状结节性损害，周围皮肤有色素沉着或增厚，成苔藓样变。且结节一般不相融合，孤立存在。

④ 自觉剧烈瘙痒，夜间及精神紧张尤甚。

⑤ 可伴有昆虫叮咬史。

四、治疗

准备 依据皮损部位，嘱患者取坐位或卧位，充分暴露皮疹区。局部行常规消毒，治疗手法以叩击局部皮疹为主。

操作 施术者持梅花针从结节外围螺旋向内叩刺至结节顶部，对顶部施以持续中重度叩刺，结节处以微微渗血为度。然后用无菌干棉球擦拭血迹，清除疮面和结节顶部厚痂。

疗程 1周治疗2次，1个月/疗程。

配合疗法 可酌情配合膏药涂搽或拔罐治疗。

五、按语

　　顽湿聚结以皮肤结节损害、剧烈瘙痒为主要表现。本病的核心病机为湿毒、血瘀聚结肌肤不散而发，往往经年累月难愈。在结节性痒疹的治疗中，通过梅花针在局部皮损结节处叩刺，将风痰瘀毒聚结之邪驱散，促进局部气血循环，同时在皮损部位形成许多细微通路以促进风湿毒邪外散。梅花针还可通过十二经脉十二皮部的联络作用疏通经络脏腑气机，调整机体的气血阴阳，使湿热瘀阻之邪随血液而出，起到活血化瘀、散结止痒、调血和营的功效。

六、注意事项

- 梅花针治疗时，忌过深，建议刺达皮下。
- 切勿搔抓和热水烫洗。
- 需慎食鸡、鲤鱼、虾、牛肉及辛辣刺激之物。

11 第十一章

物理性皮肤病

第一节　冻疮（冻伤）

一、定义

> 冻疮是指人体受寒邪侵袭所引起的损伤。本病多见儿童、妇女及末梢血液循环不良者，经常在寒冷环境工作的人员也容易患本病。古代文献中有"冻风""冻裂"等名称，好发于体表暴露的部位如手、足、耳、鼻、颜面等，又称为"水浸手""水浸足""战壕足""冻烂疮"等。相当于西医的冻伤。

二、病因病机

本病乃因素体气血虚弱，复感外寒，导致寒凝肌肤，经脉阻塞，气血凝滞而成。本病轻浅者，仅为皮肤络脉气血凝滞，成肿为斑；重者，肌肉脉络气血凝滞不通，复感邪毒，寒极化热，热盛肉腐而溃。

三、诊断要点

❶ 发病季节明显，有受冻与寒冷史。

❷ 皮损为局限性紫红色水肿性斑，好发于身体末梢部位，对称分布。

❸ 局部胀痒，遇热后加重，溃烂后疼痛。

❹ 经过缓慢，天暖自愈，易于复发。

四、梅花针治疗

准备 依据皮损部位，嘱患者取坐位或卧位，充分暴露皮疹区。局部行常规消毒，治疗手法以叩击局部皮疹为主。

操作 施术者持梅花针在患处皮肤上行持续轻、中度叩刺，至皮损处皮肤充血或微微渗血，以轻轻挤压即可出血为佳，然后用无菌干棉球擦拭血迹，无菌敷料覆盖。

疗程 隔日治疗1次，1周/疗程。

五、按语

本病乃因素体气血虚弱，复感外寒，导致寒凝血瘀而致病，治疗应以温经散寒、祛瘀通络为法。梅花针疗法通过叩刺皮肤表面经络，使寒邪外泄，疏通气血，而达到"邪去正安"的目的。本法操作简单，对轻度冻疮收效快、疗效好，对不同程度冻疮均有一定改善作用。

六、注意事项

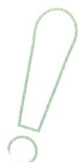

- 如局部皮肤溃烂者，可轻刺患部周围。
- 忌过度搓揉患部或热水烫洗。

第二节　席疮（压疮）

一、定义

　　席疮是一种因长期卧床，躯体长期受压或摩擦，导致皮肤破损而形成的难愈性溃疡。好发于尾骶、足跟、肩胛等骨骼突出，容易受压和摩擦部位，皮肤破损，创口经久不愈。古代文献称之为"席疮""压疮""恶肉""腐肉"等。本病相当于西医的压疮（图11-2-1）。

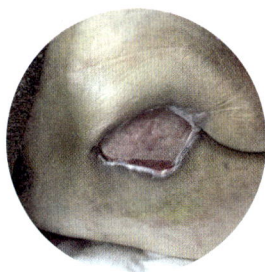

图 11-2-1　席疮（压疮）
（刘巧团队供图）

二、病因病机

本病多因素体气血虚弱，运行不畅，不能濡养肌肤，加之局部长期受压、摩擦，日久缺血坏死破溃成疮。

三、诊断要点

① 多见于久病卧床患者，如外伤性瘫痪、中风后遗症等。

② 好发于骶骨、坐骨结节、肩胛等骨骼突出，容易受压和摩擦部位。

③ 初期（红斑期）：局部受压出现红斑，初起为淡红色，逐渐变为暗紫；中期（水疱期）：局部出现水疱或皮损，皮下组织肿胀，出现硬结；后期（溃疡期）：局部受压部位变为暗褐色坏死皮肤，继则溃烂渗出少许脓液，疮面逐渐扩大，久不收口。

④ 疼痛不明显甚至麻木不仁。

四、治疗

准备 依据皮损部位，嘱患者取坐位或卧位，充分暴露皮疹区。局部行常规消毒，治疗手法以叩击局部皮疹为主。

操作 施术者持梅花针在病变部位周围皮肤上行持续轻度叩刺5~8圈，至皮损周围皮肤潮红为度。可配合交替叩刺：①天枢

（图11-2-2）、肾俞、命门（图11-2-3）、足三里（图11-2-4）；②脾俞、关元俞（图11-2-5）、三阴交（图11-2-6）、关元（图11-2-7）；以上2组对应的皮区各20下左右。

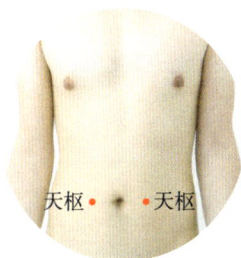

图 11-2-2　天枢

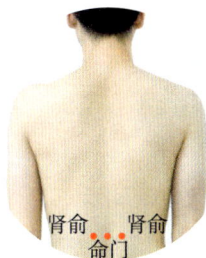

图 11-2-3　肾俞、命门

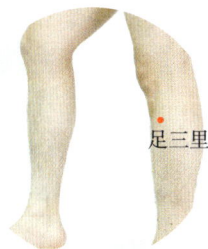

图 11-2-4　足三里

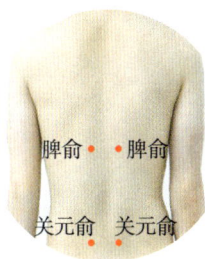

图 11-2-5　脾俞、关元俞

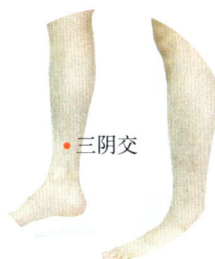

图 11-2-6　三阴交

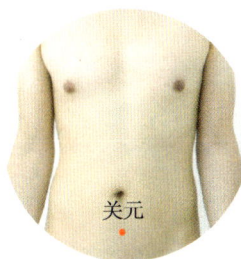

图 11-2-7　关元

疗程 每日治疗1次，10次/疗程。

五、按语

本病多有素体气血虚弱、运行不畅，加之皮损缺血坏死破溃成疮，治疗应重视疏通气血，旧血去而新血生。运用梅花针疗法，叩刺皮损周围皮肤经络，宣散其瘀积的气血，改善局部微循环，促进疮面的愈合。

六、注意事项

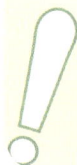

● 如局部皮肤有糜烂、渗液者，注意预防感染，仅轻刺
　患部周围皮肤。
● 控制饮食，限制鱼腥、辛辣刺激等食物。

第十二章 红斑鳞屑性皮肤病

第一节　白疕（银屑病）

一、定义

白疕是一种以红斑、丘疹、鳞屑为主要表现的慢性复发性炎症性皮肤病。其临床特点是在红斑基础上覆以多层银白色鳞屑，刮去鳞屑有薄膜及点状出血点。古代文献记载有"松皮癣""干癣""蛇虱""白壳疮"等病名。本病相当于西医的银屑病（图12-1-1）。

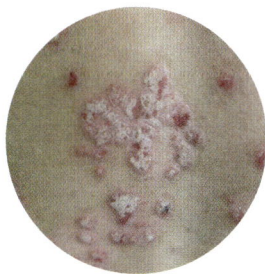

图 12-1-1　白疕（银屑病）

二、病因病机

本病总因营血亏损，血热内蕴，化燥生风，肌肤失于濡养所致。初期多为风寒或风热之邪侵袭肌肤，以致营卫失和，气血不畅，阻于肌表；或兼湿热蕴积，外不能宣泄，内不能利导，阻于肌表而发。病久多为气血耗伤，血虚风燥，肌肤失养：或因营血不足，气血循行受阻，以致瘀阻肌表而成；或禀赋不足，肝肾亏虚，冲任失调，营血亏损，而致本病。

三、诊断要点

❶ 红斑或丘疹上覆有厚层银白色鳞屑，抓之脱落，露出薄膜，刮之有出血点，即可诊断为寻常型银屑病。

❷ 有寻常型银屑病的皮疹，兼有密集米粒大小的脓疱，脓液培养无细菌生长，或伴有发热等全身症状，即为脓疱型银屑病。

❸ 有银屑病史或有其皮疹，伴有关节炎症状，远端小关节症状明显，但类风湿因子阴性者，可诊断为关节病型银屑病。

❹ 全身皮肤弥漫性潮红、浸润肿胀，伴有大量脱屑，可见片状正常皮肤（皮岛），表浅淋巴结肿大，血白细胞计数增高，全身症状明显者，可诊断为红皮病型银屑病。

四、治疗

准备 依据取穴部位或皮损部位，嘱患者取坐位或卧位，充分暴露皮疹区。治疗以皮损为单位，局部行常规消毒，治疗手法以辨证分型为依据。

血热证

症状 多见于进行期。皮疹不断增多，疹色焮红，鳞屑较多，瘙痒明显；常伴有怕热，心烦，口渴，小便黄赤，大便干燥；舌质红、苔薄黄或腻，脉弦或滑数。

治则 清热解毒，凉血散血。

操作 施术者持梅花针先在皮损区四周正常皮肤作轻度密刺，其后由皮损边缘向内至皮损中央向心性作中度密刺，皮疹周围正常皮肤微微潮红，皮损处以出现血点或微微渗血为度。然后叩刺肺俞、脾俞、大椎（图12-1-2）、合谷（图12-1-3）、曲池（图12-1-4）、大陵（图12-1-5）、阴陵泉（图12-1-6）及阳性物皮区各20下左右。

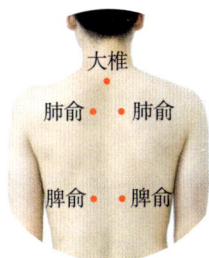

图 12-1-2　肺俞、脾俞、大椎

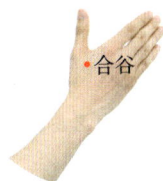

图 12-1-3　合谷

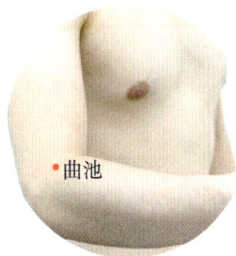

图 12-1-4　曲池

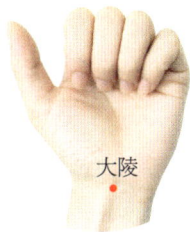

图 12-1-5　大陵

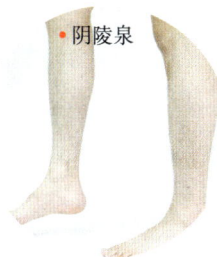

图 12-1-6　阴陵泉

| 疗程 | 1周治疗2~3次，10次/疗程。 |

| 配合疗法 | 可酌情配合中药外洗、拔罐放血等治疗。 |

血燥证

| 症状 | 多见于静止期。皮疹不再扩大，基本无新疹出现，旧疹不见消退，或逐渐缩小，皮疹色淡红，皮肤干燥，瘙痒；可伴有头昏眼花，面色无华；舌质淡红、苔薄白，脉沉细。 |

| 治则 | 养血活血，疏风润燥。 |

| 操作 | 施术者持梅花针叩刺皮疹操作同前。然后叩刺肺俞、脾俞、膈俞（图12-1-7）、血海（图12-1-8）、足三里、三阴交（图12-1-9）、太溪（图12-1-10）及阳性物皮区各20下左右。 |

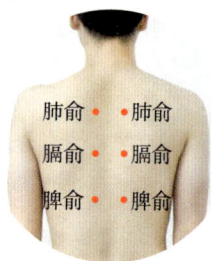

图 12-1-7　肺俞、脾俞、膈俞

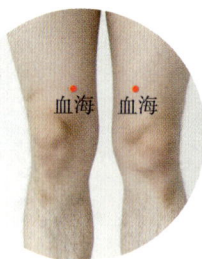

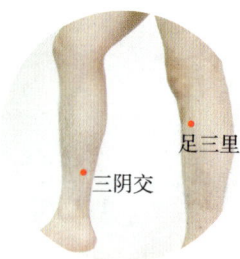

图 12-1-8　血海　　　图 12-1-9　足三里、三阴交　　　图 12-1-10　太溪

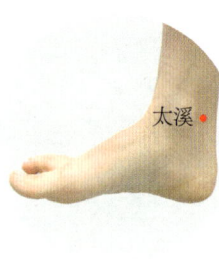

| 疗程 | 隔日1次，10次/疗程。 |

配合疗法 可酌情配合艾灸、中药外洗等治疗。

血瘀证

症状 多见于静止期或退行期。皮疹肥厚浸润，色暗红，呈斑块状或地图状，或见色素沉着，肌肤甲错，时有疹痒；病程长，反复发作；舌质紫暗或有瘀斑，脉涩或细缓。

治则 活血化瘀通络。

操作 施术者持梅花针叩刺皮疹操作同前。然后叩刺风池（图12-1-11）、肝俞、肺俞、脾俞、大椎（图12-1-12）、合谷（图12-1-13）、曲池（图12-1-14）、阳陵泉（图12-1-15）及阳性物皮区各20下左右。

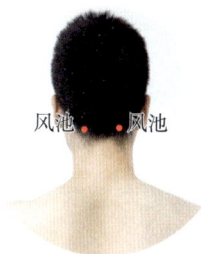

图 12-1-11　风池

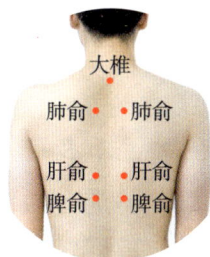

图 12-1-12　肝俞、肺俞、脾俞、大椎

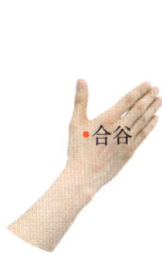

图 12-1-13　合谷

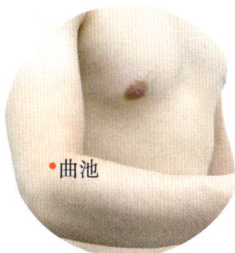

图 12-1-14　曲池

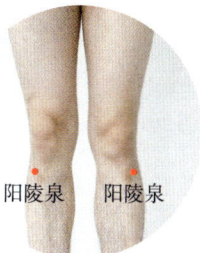

图 12-1-15　阳陵泉

疗程 隔日1次，10次/疗程。

配合疗法 可酌情配合耳穴压豆、放血疗法等治疗。

五、按语

　　白疕是一种顽固性的红斑鳞屑性皮肤病，病因不明，病程缠绵，容易反复。中医认为，该病外因风、寒、湿、热、燥、毒诸邪侵袭肌腠，内因素体热盛，饮食不节，情志内伤。其主要病机在于血热、血燥、血瘀。采用梅花针叩刺局部皮损及体表腧穴等，可激发、调节脏腑经络功能，起到调整脏腑虚实、调和气血、通经活络、平衡阴阳的治疗作用。

六、注意事项

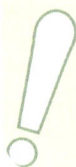

- 避免紧张、疲劳，保证睡眠充足。
- 可对病变局部角化程度严重者采用重刺，病变周围或皮损部采用轻刺。
- 调节饮食，限制酒类、辛辣饮食，保持大便通畅。

13 第十三章 皮肤附属器性皮肤病

第一节 粉刺（痤疮）

一、定义

粉刺是一种颜面、胸背等处毛囊、皮脂腺的慢性炎症性皮肤病。其特征为散在颜面、胸、背等处的针头或米粒大小皮疹，如刺，可挤出白色粉渣样物，故称粉刺。古代文献又称之为"皶""痤""面疱""皶疱""肺风粉刺""酒刺"等，俗称"暗疮""青春痘"。本病相当于西医的痤疮（图13-1-1）。

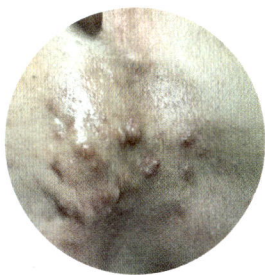

图 13-1-1 粉刺（痤疮）

二、病因病机

本病多因素体阳热偏盛，肺经蕴热，复感风邪，熏蒸面部而发；或过食辛辣肥甘厚味，助湿化热，湿热蕴结，上蒸颜面而致；或因脾气不足，运化失常，湿浊内停，郁久化热，热灼津液，煎炼成痰，湿热浊痰瘀滞肌肤而发。

三、诊断要点

① 常见于青年男女。

② 多发于颜面、上胸、背部等皮脂腺丰富的部位。

③ 初起多为细小皮色丘疹，白头或黑头粉刺，接着出现脓疱，严重可有结节、囊肿。反复发作或挑刺后，留下凹凸不平的疤痕及色素沉着。

④ 一般无明显全身症状，可有轻微瘙痒或疼痛。

四、治疗

准备 依据皮损部位，嘱患者取坐位或卧位，充分暴露皮疹区。治疗以皮损为单位，局部行常规消毒，治疗手法以辨证分型为依据。

肺经风热证

症状 皮疹色红，或有痒痛，或有脓疱；伴口渴喜饮，大便秘结，小便短赤；舌红、苔薄黄，脉浮数。

治则 疏风散热清肺。

操作 施术者持梅花针先叩刺胸椎3~8及病变相应脊段皮区1~2遍，然后环形轻叩病变部位周围，在曲池（图13-1-2）、大椎、肺俞（图13-1-3）、太渊（图13-1-4）、合谷（图13-1-5）及阳性物对应皮区各叩刺20~30下，以皮肤潮红或微微渗血为度，可反复数次叩刺。

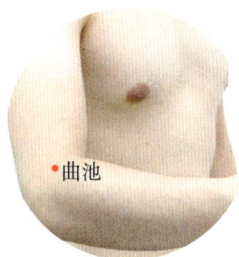

图 13-1-2　曲池

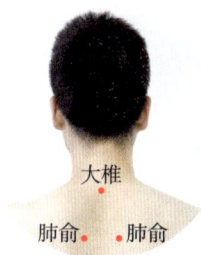

图 13-1-3　大椎、肺俞

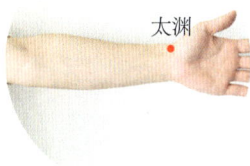

图 13-1-4　太渊

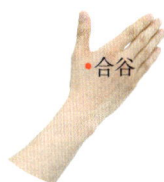

图 13-1-5　合谷

疗程 隔日治疗1次，10次/疗程。

痰湿凝结证

症状 皮损结成囊肿，或有纳呆、便秘；舌淡胖、苔薄，脉滑。

治则 健脾渗湿化痰。

施术者持梅花针先叩刺胸椎5~12及病变相应脊段皮区1~2遍，然后环形轻叩病变部位周围，在足三里、三阴交（图13-1-6）、合谷（图13-1-7）、内庭（图13-1-8）、脾俞（图13-1-9）、丰隆（图13-1-10）及阳性物对应皮区各叩刺20~30下，手法基本同前。

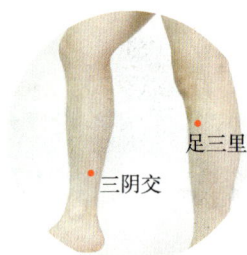

图 13-1-6　足三里、三阴交

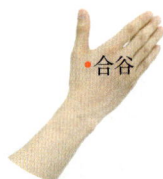

图 13-1-7　合谷

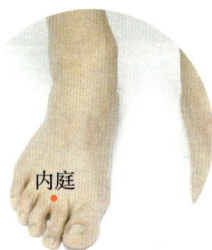

图 13-1-8　内庭

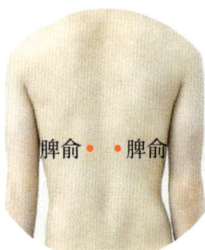

图 13-1-9　脾俞

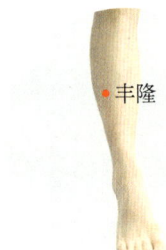

图 13-1-10　丰隆

疗程 隔日治疗1次，10次/疗程。

五、按语

痤疮乃皮肤科常见病，易反复发作，严重者具有一定的损容性。中医认为肺经风热或脾胃蕴湿积热，血热外犯皮肤而成，多与"血热""热毒"有关。梅花针叩刺可起到泄热解毒、化瘀通络以促进痤疮皮疹消退，并通过调节气血，改善体质防止复发，具有调节局部血液循环及调节内分泌的作用。现代研究发现，梅花针疗法可改变血液循环障碍，阻止细胞和组织病理性萎缩及变性，以促使病变细胞再生，阻止炎症的过度反应和促使炎症转复而达到治疗痤疮的目的。梅花针叩刺面部皮疹，泻其血热，消蒗养颜，具有较明显的疗效。

六、注意事项

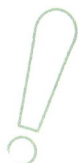

- 忌自行挤压痤疮，以免继发感染和遗留瘢痕。
- 保持局部皮肤的清洁，日常可使用温开水洗脸。
- 少食脂肪、糖类，避免烟酒和辛辣等刺激性食物。

第二节　油风（斑秃）

一、定义

油风是一种头发突然发生斑块状脱落的慢性皮肤病。其临床特点是脱发区皮肤变薄、光亮，感觉正常，无自觉症状。古代文献称之为"鬼剃头"等。本病相当于西医的斑秃（图13-2-1）。

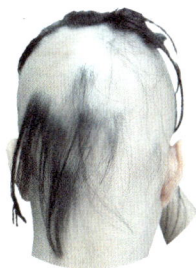

图 13-2-1　油风（斑秃）

二、病因病机

由于血虚不能随气荣养皮肤，以致毛孔开张，风邪乘虚侵入，风盛血燥，发失所养而成片脱落；或因情志抑郁，肝气郁结过分劳累，有伤心脾，气血生化不足，发失所养而致；因肝藏血，发为血之余，肾藏精，主骨生髓，其华在发，肝肾不足，精血亏虚，发失所养亦为本病主要原因。

三、诊断要点

❶ 头发脱落，呈圆形或不规则形，小如指甲，大如钱币或更大，少数全脱落。

❷ 局部皮肤无炎症，平滑光亮。

❸ 起病突然，无自觉症状，患者多在无意中发现。

❹ 病程缓慢，可持续数年或更久。

❺ 可发生于任何年龄，常在劳累、睡眠不足或有精神刺激后发生。

四、治疗

准备 依据皮损部位，嘱患者取坐位或卧位，充分暴露皮疹区。治疗以皮损为单位，局部行常规消毒，治疗手法以辨证分型为依据。

血热生风证

症状　突然脱发成片，偶有头皮瘙痒或蚁走感，或伴有头部烘热、心烦易怒、急躁不安。舌质苔薄，脉细数。

治则　凉血息风，养阴护发。

操作　施术者持梅花针先叩刺胸椎3~5及病变相应脊段皮区1~2遍，再重点叩刺脱发区，在百会、风池（图13-2-2）、大椎、肝俞（图13-2-3）、曲池（图13-2-4）、合谷（图13-2-5）及阳性物对应皮区各叩刺20~30下，可反复数次叩刺。

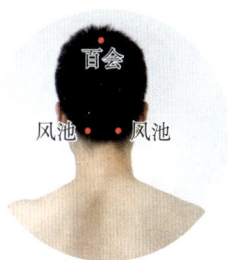

图 13-2-2　百会、风池

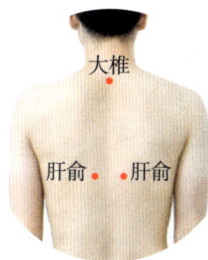

图 13-2-3　大椎、肝俞

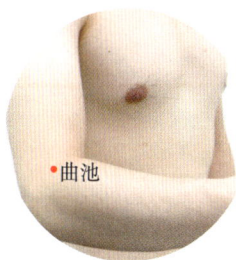

图 13-2-4　曲池

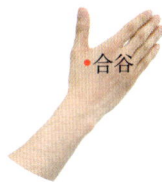

图 13-2-5　合谷

肝郁血瘀证

脱发前先有头痛、头皮刺痛或胸胁疼痛等自觉症状，继而出现斑片状脱发，甚者则发生全秃。常伴有夜多噩梦、失眠、烦躁易怒，或胸闷不畅，胁痛腹胀，喜叹息。舌质紫暗或有瘀斑，苔少，脉弦或沉涩。

疏肝解郁，活血化瘀。

施术者持梅花针先叩刺颈椎1~4及胸椎8~10两侧及病变相应脊段皮区1~2遍，再重点叩刺脱发区，在大椎、肝俞、膈俞（图13-2-6）、血海（图13-2-7）、外关（图13-2-8）、太冲（图13-2-9）及阳性物对应皮区各叩刺20~30下，手法基本同前。

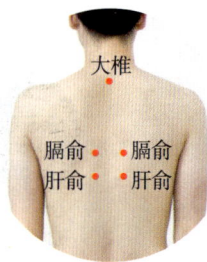

图 13-2-6　大椎、肝俞、膈俞

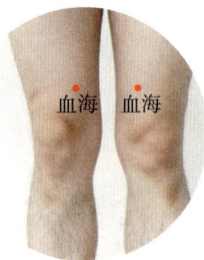

图 13-2-7　血海

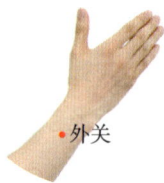

图 13-2-8　外关

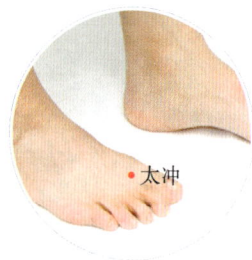

图 13-2-9　太冲

肝肾不足证

症状 病程日久，平素头发枯黄或灰白，发病时头发呈大片均匀脱落，甚或全身毛发尽脱。常伴膝软、头昏、耳鸣、目眩、畏寒肢冷，舌淡苔薄，脉细。

治则 补肾润肤，填精生发。

操作 施术者持梅花针先叩刺颈椎1~4两侧及病变相应脊段皮区1~2遍，再重点叩刺脱发区，在百会、风池（图13-2-10）、肾俞、肝俞（图13-2-11）、三阴交（图13-2-12）、内关（图13-2-13）及阳性物对应皮区各叩刺20~30下，手法基本同前。

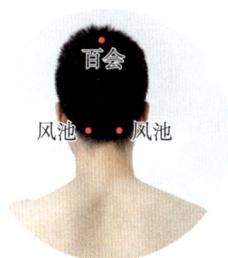

图 13-2-10　百会、风池

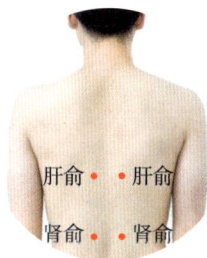

图 13-2-11　肾俞、肝俞

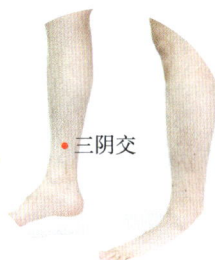

图 13-2-12　三阴交

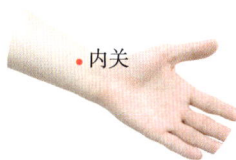

图 13-2-13　内关

气血两虚证

症状 多在病后或产后头发呈片状脱落，并呈进行性加重，范围由小而大，毛发稀疏枯槁，触摸易落；伴唇白，心悸，气短懒言，倦怠乏力；舌淡，脉细弱。

治则 健脾益气，养血生发。

操作 施术者持梅花针先叩刺颈椎1~4及胸椎5~8两侧及病变相应脊段皮区1~2遍，再重点叩刺脱发区，在大椎、心俞、膈俞（图13-2-14）、内关（图13-2-15）、中脘（图13-2-16）、足三里（图13-2-17）及阳性物对应皮区各叩刺20~30下，手法基本同前。

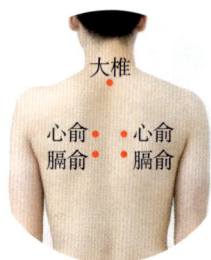

图 13-2-14 大椎、心俞、膈俞

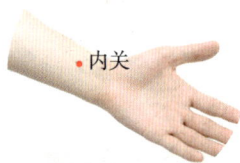

图 13-2-15 内关

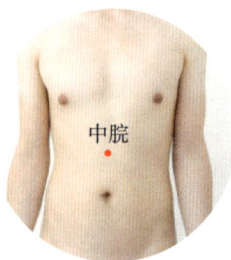

图 13-2-16 中脘

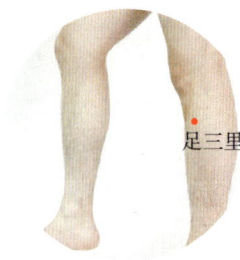

图 13-2-17 足三里

疗程 隔日治疗1次，10次/疗程。

五、按语

斑秃又称"鬼剃头"，起病突然，皮损形态大小不一，严重者可形成全秃、普秃，是皮肤科常见损容性皮肤病之一。中医认为"发为血之余"，而肝藏血、肺主皮毛。肾藏精、精血同源，故本病与肺、肝、肾等脏腑功能失调相关。梅花针叩打百会、风池、脱发区均为局部取穴，可疏通局部经络气血；大椎属督脉，诸阳之会穴，可激发诸阳经之气，补气生血；心俞、肺俞、肝俞滋补肝肾、宁心养血生发。梅花针疗法临床应用于斑秃疗效显著，操作简便，适宜大力推广。

六、注意事项

- 操作时应根据患者体质强弱及叩刺部位而采取不同的叩刺手法。一般多采用中度刺激，阳性物及阳性反应区可适当加重。
- 叩打脱发区时，要求做到均匀密刺，手法适中，先从脱发区边缘开始，呈螺旋状向心性叩打。
- 患者注意劳逸结合，避免较长时间的精神紧张及压力过大。

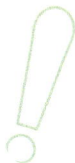

第三节　田螺泡（汗疱疹）

一、定义

田螺泡是一种多发于掌跖、指（趾）侧、指（趾）间皮肤的复发性非炎症性水疱，常伴手足多汗，夏季多见。古代文献称之为"蚂蚁窝""田螺泡"等。本病相当于西医的汗疱疹。

二、病因病机

本病多因内有蕴热，脾失健运或阴虚内热，汗出不畅所致。

三、诊断要点

❶ 好发于手指、掌跖，有时亦发生在腕前或趾缝。

❷ 皮疹为深在性，周围皮肤无红晕的水疱，多呈半球形。稍隆起于皮肤表面，粟粒至米粒大小，一般不融合，偶尔也可融合成较大水疱。壁厚而不易破裂，疱液澄清，晚期可稍浑浊。水疱常不自行破溃，愈后不遗留色素沉着及疤痕。

❸ 自觉有不同程度的瘙痒或烧灼感。

❹ 夏季加重，入冬自愈。患者常伴有掌跖多汗，易于复发。

四、治疗

准备 患者根据不同部位采取不同姿势以充分暴露叩刺部位来配合梅花针施术。施术部位常规消毒，操作以辨证分型为依据。

湿热内蕴证

症状 手掌、足趾较多的深在性水疱，瘙痒明显，口干，大便溏烂不畅，小便黄赤。舌红苔黄腻，脉滑或濡数。

治则 清热利湿止痒。

操作 施术者持梅花针由上而下叩刺背部督脉和膀胱经背部第一侧线行经的皮肤，叩刺强度视病情而定，病程短、病情轻的叩至皮肤潮红微出血为度；病程长、病情重的重叩皮肤出血为度。

疗程 1周3次，1个月/疗程。

五、按语

　　汗疱疹的病因尚未完全清楚，精神因素可能为本病的重要因素。《黄帝内经》曰："汗出见湿，乃生弗痤。"中医认为本病主要与阳气内郁，湿气内闭，郁阻肌肤所致，因此治疗应当以发汗助阳除湿为法。梅花针叩刺皮部可以疏通皮肤，起到调节气血、透湿外出的作用。叩刺部位以背部督脉和膀胱经为主，可疏导诸经、祛邪外出而治疗本病。

六、注意事项

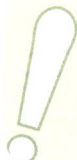

- 若局部水疱出现溃破、渗液，应预防继发感染。
- 禁止搔抓和热水烫洗。

第四节　发蛀脱发（男性雄性激素源性脱发）

一、定义

男性雄性激素源性脱发是一种雄激素依赖性的遗传性毛发脱落疾病。主要为男性在青春期后，头额、颞、顶部进展缓慢的秃发，临床上患者往往伴有头部皮脂溢出较多、头皮屑多、瘙痒等症状。本病归属于中医学"发蛀脱发""面游风""白屑风"等疾病的范畴。西医又称之为早秃、男性型秃发、雄性秃发等（图13-4-1）。

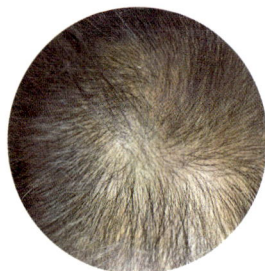

图 13-4-1　发蛀脱发
（男性雄性激素源性脱发）
（刘巧团队供图）

二、病因病机

本病主因素体阳热之体，血热风燥，耗伤阴血，不能上潮颠顶；或因饮食不节，中焦蕴热，脾胃湿热上蒸，侵蚀发根，致使腐蚀而脱落。

三、诊断要点

① 在皮脂溢出的基础上发生秃发。

② 以男性为主，常从前额两侧开始，逐渐向头顶延伸，头发渐变得稀少纤细，柔软无力，失去光泽。前发线从两侧后退，形成俗称的"高额"。也有部分患者从头顶开始秃发。

③ 脱发区头皮光亮如镜，或呈一片均匀、稀疏、细软的头发。常伴脱屑，除微痒外无其他自觉症状。

④ 病程缓慢，进度、范围、程度常因人而异，时好时坏，可持续多年不变，亦可短短数年达到老年脱发的程度，多为永久性脱发。

⑤ 有家族遗传史。

四、治疗

准备 依据皮损部位，嘱患者取坐位或卧位，充分暴露皮疹区。治疗以皮损为单位，局部行常规消毒，治疗手法以辨证分型为依据。

血热风燥证

症状 头发干枯，略有焦黄，均匀而疏稀脱落；搔之有白屑叠叠飞起，落之又生，自觉头部烘热，头皮瘙痒；口干咽燥，小便黄。舌质红、苔微黄或微干，脉数。

治则 养血润肤，祛风活血。

操作 施术者持梅花针先叩刺颈椎及胸椎5~10两侧病变相应脊段皮区1~2遍，再重点叩刺脱发区，在风池、百会（图13-4-2）、内关（图13-4-3）、三阴交（图13-4-4）、膈俞、肾俞（图13-4-5）及阳性物对应皮区各叩刺20~30下，可反复数次叩刺。

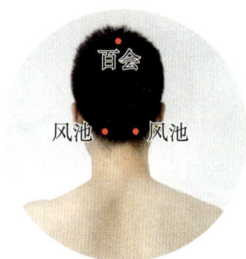

图 13-4-2　风池、百会

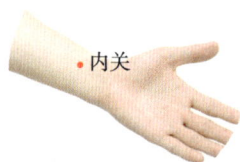

图 13-4-3　内关

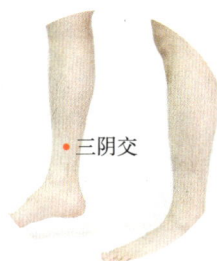

图 13-4-4　三阴交

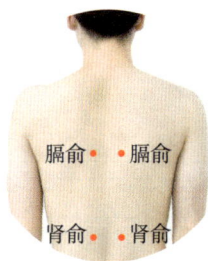

图 13-4-5　膈俞、肾俞

湿热熏蒸证

症状 患者平素以恣食肥甘厚味居多，头发稀疏脱落，伴头皮光亮潮红，头屑较明显或头发瘙痒，口干口苦，烦躁易怒，胃纳差。舌质红、苔黄腻，脉弦滑。

治则 健脾祛湿，清热护发。

操作 施术者持梅花针先叩刺颈椎及胸椎3~12两侧病变相应脊段皮区1~2遍，再重点叩刺脱发区，在百会（图13-4-6）、太渊（图13-4-7）、合谷（图13-4-8）、肺俞、心俞、脾俞（图13-4-9）、足三里（图13-4-10）及阳性物对应皮区各叩刺20~30下，可反复数次叩刺。

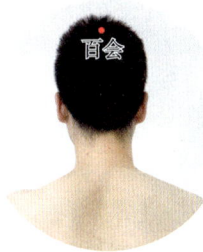
图 13-4-6 百会

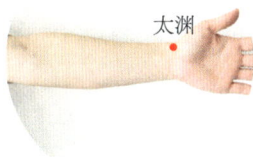
图 13-4-7 太渊

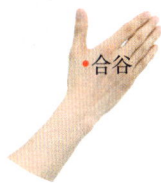
图 13-4-8 合谷

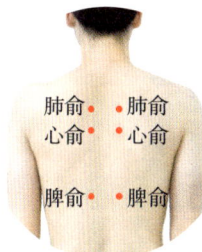
图 13-4-9 肺俞、心俞、脾俞

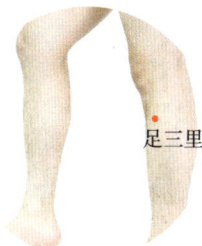
图 13-4-10 足三里

肝肾不足证

症状 头发稀疏脱落日久，脱发处头皮光部，或遗留少数稀疏细软短发，伴眩晕失眠、记忆力差、腰膝酸软、夜尿频多。舌质淡红苔少，脉沉细。

治则 补益肝肾，养发生发。

操作 施术者持梅花针先叩刺颈椎两侧及病变相应脊段皮区1~2遍，再重点叩刺脱发区，在百会、风池（图13-4-11）、大椎、肾俞、肝俞（图13-4-12）、三阴交（图13-4-13）、内关（图13-4-14）及阳性物对应皮区各叩刺20~30下，可反复数次叩刺。

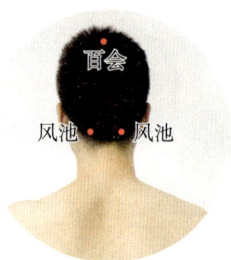

图 13-4-11　百会、风池

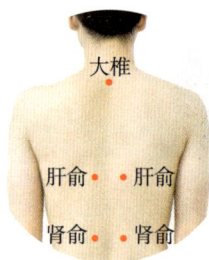

图 13-4-12　大椎、肾俞、肝俞

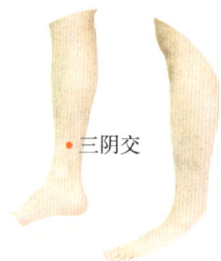

图 13-4-13　三阴交

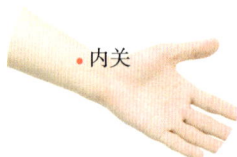

图 13-4-14　内关

疗程 隔日治疗1次，10次/疗程。

五、按语

脂溢性脱发治疗难度较大，给患者带来较大的心理和精神压力。有专家称梅花针叩刺后，可见到叩刺区毛囊和乳头周围血管充血，血管数明显增多。梅花针叩刺局部脱发区，可直接改善脱发区的血液循环，刺激萎缩的毛囊使其恢复生长功能，防止毛囊进入静止生长期，并能调整改善全身神经体液系统的功能失调，刺激毛发新生。

六、注意事项

- 操作时应根据患者体质及部位而采取不同的叩刺手法。一般多采用中度刺激，阳性物及阳性反应区可适当加重。
- 可酌情配合丹参穴位注射、耳穴压豆疗法、中药酊剂外涂、TDP神灯照射等疗法综合治疗。
- 不用过热的水洗头，洗头不应过勤，以10天洗1次为宜，且避免用碱性强的肥皂。

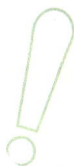

第十四章 14 色素障碍性皮肤病

第一节 白驳风（白癜风）

一、定义

白驳风是指皮肤变白、大小不同、形态各异的限局性或泛发性色素脱失性皮肤病。古代文献又称之为"白癜""白驳""斑白""斑驳"等。本病相当于西医的白癜风（图14-1-1）。

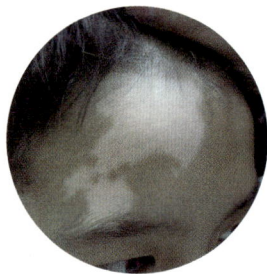

图 14-1-1 白驳风（白癜风）

二、病因病机

本病多因气血失和，脉络瘀阻所致。如情志内伤，肝气郁结，气机不畅，复感风邪，搏于肌肤而发；或素体肝肾虚弱，或亡精失血，伤及肝肾，致肝肾不足，外邪侵入，郁于肌肤而致；或跌打损伤，化学物品灼伤，络脉瘀阻，毛窍闭塞，肌肤腠理失养，酿成白斑。

三、诊断要点

① 本病可发生于任何年龄，以青年多见，男女性别发病基本相等。

② 大多分布局限，也可泛发，全身任何部位的皮肤、黏膜均可发生，但以面、颈、手背为多。

③ 皮损为大小不等、形态各异的局限性白色斑片，边缘清楚，周边皮肤较正常皮肤色素稍加深。

④ 一般无自觉症状。少数在发病前或同时，以及在白斑增加或扩展时有轻微瘙痒。

⑤ 病程长短不一，完全自愈者较少，亦有愈后复发者。

四、治疗

准备 依据皮损部位，嘱患者取坐位或卧位，充分暴露皮损区。治疗以皮损为单位，局部行常规消毒，治疗手法以辨证分型为依据。

气血不和证

症状 皮损偶然发生，呈乳白色圆形或椭圆形，散发或重叠分布，斑内无痒感，数目多少不定；起病快，发展亦快；发病前体质较弱；舌淡红、苔薄白，脉细。

治则 调和气血，祛风通络。

操作 施术者持梅花针先以螺旋式叩刺白斑区，由外2~3cm向内至白斑中央，后作放射状由外向内叩打，宜密刺，以白斑处皮肤潮红或点状出血为度。选穴以足太阳膀胱经、局部取穴、阳性物处为主，多选用侠白（图14-1-2）、血海（图14-1-3）、三阴交、足三里（图14-1-4）、肺俞、脾俞（图14-1-5）、太溪（图14-1-6）、气海（图14-1-7）等穴位。

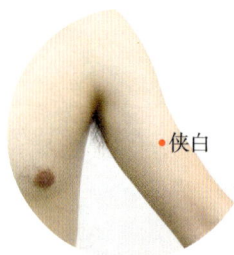

图 14-1-2　侠白

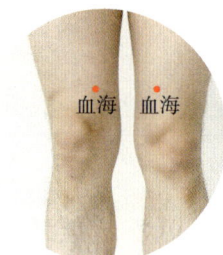

图 14-1-3　血海

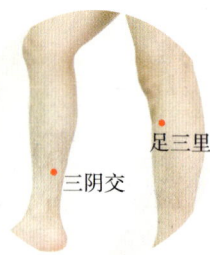

图 14-1-4　三阴交、足三里

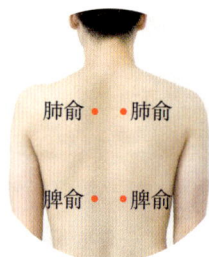

图 14-1-5　肺俞、脾俞

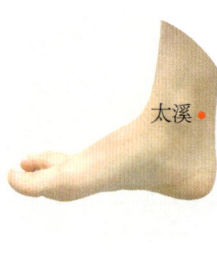

图 14-1-6　太溪

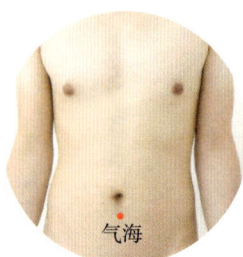

图 14-1-7　气海

疗程 2~3日治疗1次，10次/疗程。

配合疗法 可酌情配合中药涂搽、艾灸、红外线治疗等。

肝郁气滞证

症状 白斑淡红，多数局限于某一处或泛发全身；其发病和进展常与思虑过度、精神抑郁有关；患者以女性为主，常伴有月经不调等；舌淡红或红，脉弦。

治则 疏肝解郁。

操作 施术者持梅花针叩刺白斑区操作同前。选穴以足厥阴肝经、局部取穴、阳性物处为主。多选用章门（图14-1-8）、肝俞、膈俞（图14-1-9）、合谷（图14-1-10）、足五里（图14-1-11）、气海（图14-1-12）等穴位。

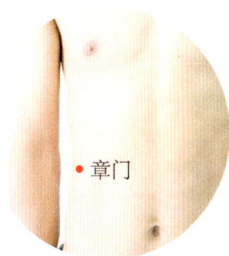

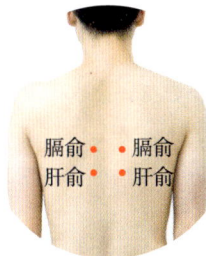

图 14-1-8　章门　　　　图 14-1-9　肝俞、膈俞　　　图 14-1-10　合谷

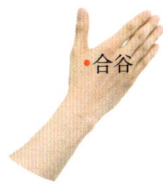

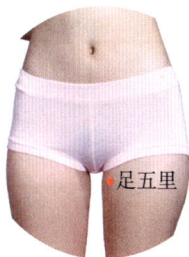

图 14-1-11　足五里　　　　　图 14-1-12　气海

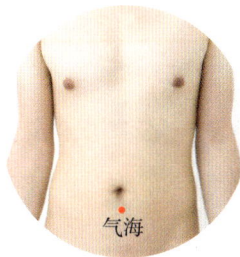

疗程 2~3日1次，10次/疗程。

配合疗法 可酌情配合中药涂搽、火罐治疗等。

肝肾不足证

症状 发病时间较长，或有家族史；白斑局限或泛发，静止而不扩展，斑色纯白，境界清楚，斑内毛发变白；常伴头昏、肢倦；舌淡或有齿痕、苔白，脉细无力。

治则 滋补肝肾，养血祛风。

操作 施术者持梅花针叩刺白斑区操作同前。选穴以足少阴肾经、局部取穴、阳性物处为主。多选用太渊（图14-1-13）、合谷（图14-1-14）、内关（图14-1-15）、风池（图14-1-16）、胆俞、肾俞（图14-1-17）等穴位。

疗程 2~3日治疗1次，10次/疗程。

配合疗法 可酌情配合中药涂搽、穴位埋线、红外线治疗等。

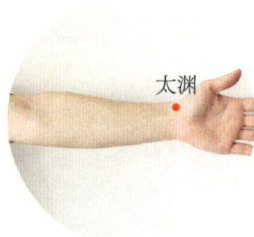
图 14-1-13　太渊

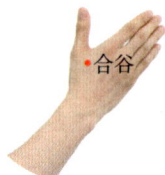
图 14-1-14　合谷

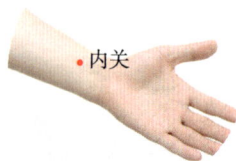
图 14-1-15　内关

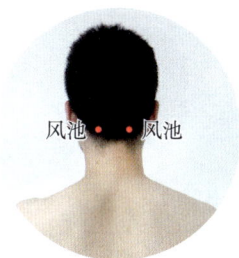

图 14-1-16　风池

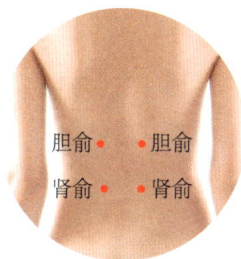

图 14-1-17　胆俞、肾俞

五、按语

《诸病源候论》记载："白癜风乃风邪搏于皮肤、气血不合而生。"白癜风主要表现为局限性或泛发性的色素减退斑，是常见的损容性皮肤病之一，常致患者巨大的精神压力和心理负担。中医认为其主要是由于外感风邪、肝气郁结、或肝肾不足，致气血不和、肌肤失养，其发病主要与肝肾等脏腑相关。本病的主要病机在于"瘀血阻络"，因此治疗上以活血通络为主。梅花针疗法可疏通经络，调节脏腑，令瘀血活、滞气行而气血和，毛窍开、肤得润而获效。

六、注意事项

- 本病稳定期梅花针可叩刺皮损区及白斑四周，进展期仅围绕皮损边缘叩刺。
- 保持心情舒畅，避免忧思恼怒；劳逸结合，避免皮肤损伤。
- 多食豆制品和木耳、黑芝麻等食品，少吃辛辣食物。

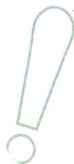

第二节 黧黑斑（黄褐斑）

一、定义

黧黑斑是一种发生于颜面部位的局限性淡褐色或褐色色素改变的皮肤病。中青年女性多发，临床表现为对称分布于暴露颜面部位的色素沉着斑，平铺于皮肤表面，抚之不碍手，压制不褪色。古代文献亦称之为"肝斑"。本病相当于西医的黄褐斑（图14-2-1）。

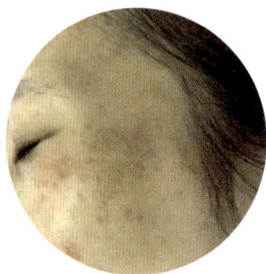

图 14-2-1 黧黑斑（黄褐斑）

二、病因病机

本病多与肝、脾、肾三脏关系密切，气血不能上荣于面为主要病机。如情志不畅，肝郁气滞，气郁化热，熏蒸于面，灼伤阴血而生；或冲任失调，肝肾不足，水火不济，虚火上炎所致；或慢性疾病，营卫失和，气血运行不畅，气滞血瘀，面失所养而成；或饮食不节，忧思过度，损伤脾胃，脾失健运，湿热内生，上熏而致病。

三、诊断要点

❶ 本病多见于妊娠期、长期服用避孕药、生殖器疾患以及月经紊乱的妇女，也可累及中年男性。

❷ 多分布于前额、颧部或面颊的两侧。

❸ 皮疹为黄褐斑片深浅不定，淡黄灰色，或如咖啡，大小不等，形态各异，孤立散在，或融合成片，一般多呈蝴蝶状。

❹ 无自觉症状。

❺ 病程经过缓慢。

四、治疗

准备 依据皮损部位，嘱患者取坐位或卧位，充分暴露皮疹区。治疗以皮损为单位，局部行常规消毒，治疗手法以辨证分型为依据。

肝郁气滞证

症状 面部黄褐色斑片；患者以妇女为主，伴月经不调病史；症见性情急躁，胸胁胀痛，乳房胀痛；舌质暗红、苔少，脉弦。

治则 疏肝理气，活血退斑。

操作 施术者持梅花针先由黄褐斑周围皮肤2~3cm向内至皮疹中央向心性叩打，宜密刺，以黄褐斑处皮肤微微潮红为度。选穴为合谷（图14-2-2）、太冲（图14-2-3）、膈俞、肝俞（图

14-2-4)、期门（图14-2-5）、三阴交（图14-2-6）、血海（图14-2-7）等穴，膈俞可于叩刺后行拔罐治疗。

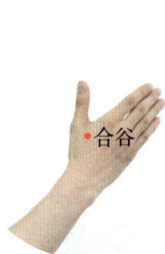

图 14-2-2　合谷

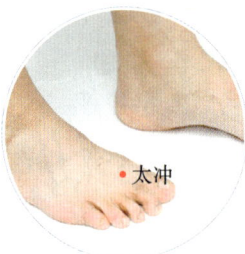

图 14-2-3　太冲

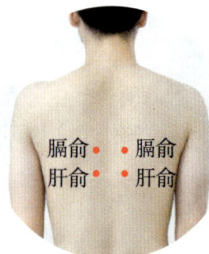

图 14-2-4　膈俞、肝俞

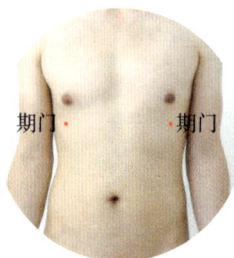

图 14-2-5　期门

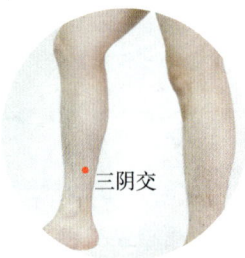

图 14-2-6　三阴交

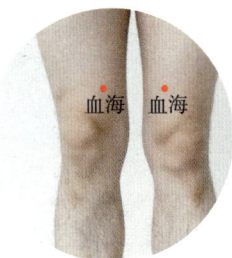

图 14-2-7　血海

疗程　隔日治疗1次，10次/疗程。

脾虚湿盛证

症状　面色苍白或萎黄，黄褐斑呈淡褐色；伴有心慌、气短、神疲纳少、带下清稀；舌质淡红微胖、苔薄黄微腻，脉濡。

治则　健脾温阳，活血退斑。

操作　施术者持梅花针叩刺黄褐斑操作同前。选穴为合谷、足三里、气海、关元、肺俞、脾俞、阴陵泉等穴。对所选部位和穴位施以中度叩刺，叩刺患处要由外（健康皮肤）向内，周围轻叩，至微红后，用艾条悬灸5~7分钟。

疗程 1周治疗2次，3~5次/疗程。

肾阴不足证

症状 病程长，斑片色灰暗，如蒙灰尘；伴头晕耳鸣、腰酸腿软、五心烦热；舌红苔少，脉细数。

治则 滋养肾阴，化瘀退斑。

操作 施术者持梅花针叩刺黄褐斑操作同前。选穴为合谷（图14-2-8）、太溪（图14-2-9）、阴谷（图14-2-10）、肝俞、肾俞（图14-2-11）、阳白（图14-2-12）、三阴交（图14-2-13）等穴。采用轻刺法、正刺法。对所选穴位施以轻度叩刺。

疗程 1周治疗2次，3~5次/疗程。

配合疗法 可酌情配合针刺、耳穴压豆治疗。

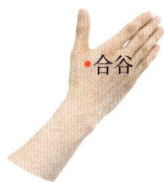

图14-2-8 合谷

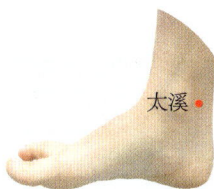

图14-2-9 太溪

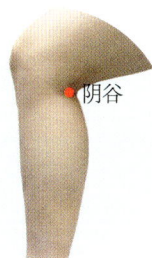

图14-2-10 阴谷

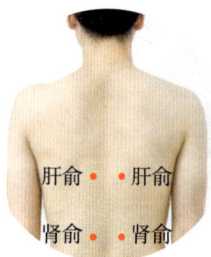

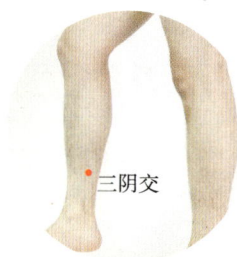

图 14-2-11　肝俞、肾俞　　　　图 14-2-12　阳白　　　　图 14-2-13　三阴交

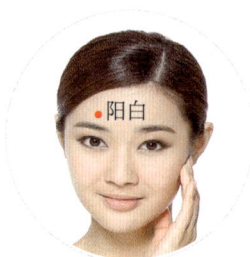

五、按语

　　黄褐斑是一种好发于面颊、额部、鼻和口唇周围的淡褐色或深褐色斑片状皮肤疾患，青壮年女性多发。中医学对此早有记载，葛洪《肘后备急方》称之为"皯黯"，《外科正宗》称"黑斑"。西医学认为黄褐斑发生与内分泌失调、雌激素水平紊乱有关。《外科正宗》云："黧黑斑者，水亏不能治火，血弱不能华肤，以致火燥结成斑黑，色枯不泽。"黄褐斑与肝、脾、肾等脏腑关系密切，脏腑功能失调而致经脉不畅、气血失和反应于面所致，治疗上主要以疏通经脉、调节气血为原则。梅花针疗法在调节全身脏腑经络的基础上，于黄褐斑局部浅刺，刺激其气血的运行，整体与局部相结合，标本同治，临床疗效较为满意。

六、注意事项

- 实证重叩，虚证轻叩；实证穴位叩刺采用泻法，虚证穴位叩刺采用补法。

- 颜面部黄褐斑需施术者手法娴熟,尽量减轻患者疼痛等不适感。
- 尽量避免日晒及外用含激素类的化妆品。
- 注意合理膳食结构,多吃蔬菜和水果,尤其富含维生素C者。

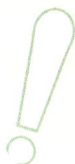

第三节　面尘(黑变病)

一、定义

面尘是一种发生于面部的色素沉着病。以面部等暴露部位发生灰褐色或蓝灰色斑片,弥漫分布,边缘不清,表面有糠状鳞屑或有痒感为临床特征。本病可发生于任何年龄,男女均可发病,但多见于中年妇女。本病属于中医学"面尘""黧黑斑"等疾病范畴。相当于西医的黑变病(图14-3-1)。

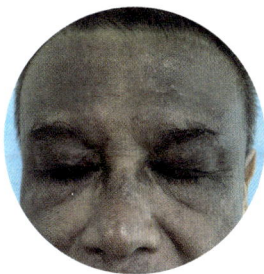

图 14-3-1　面尘(黑变病)

二、病因病机

本病多因肝郁气滞，血虚不能滋养肌肤，日光照射，染化妆品之毒，以致火毒结滞于内而成；或饮食不调，脾胃失和，肾亏血虚不能滋养肌肤而成。

三、诊断要点

❶ 多见于中年女性。

❷ 皮损好发于面部，尤以前额、颞及颧部明显。

❸ 为灰褐色到蓝灰色色素斑，初呈网状分布，后融合成片，其边界不清，伴毛细血管扩张，毛囊口角化及糠状鳞屑，呈"粉尘"样外观。

❹ 无明显自觉症状。

四、治疗

准备 依据皮损部位，嘱患者取坐位或卧位，充分暴露皮疹区。局部行常规消毒，治疗手法以叩击局部皮疹为主。

操作 施术者持梅花针先由皮疹周围皮肤2~3cm向内至皮疹中央向心性叩打，宜密刺，以皮肤微微潮红为度。可酌情配合耳穴压豆治疗（主穴：心、胃、面颊、内分泌、肝。配穴：神门、肺、肾、耳中、风溪等）。

耳尖

耳尖后　　　耳尖前

结节　指　趾　跟

腕　风溪　膝　踝　角窝上　肛门

髋　神门　角窝中　内生殖器

轮1　腰骶椎　盆腔　坐骨神经　交感

肘　腹　臀　臀　坐骨　艇角　外生殖器

胰胆　肾　膀胱　输尿管

十二指肠　大肠　尿道　阑尾

轮2　肝　小肠　直肠　艇中

肩　胸椎　胃　贲门　耳中　外耳

胸　食道　屏尖

轮3　颈椎　脾　肺　心　气管　上屏　外鼻

锁骨　颈　缘中　下屏　肾上腺

轮4　脑干　皮质下　对屏尖　内鼻

枕　颞　额　内分泌　三焦

屏间后　屏间前

颌　舌　牙

内耳　眼　垂前

面颊

扁桃体

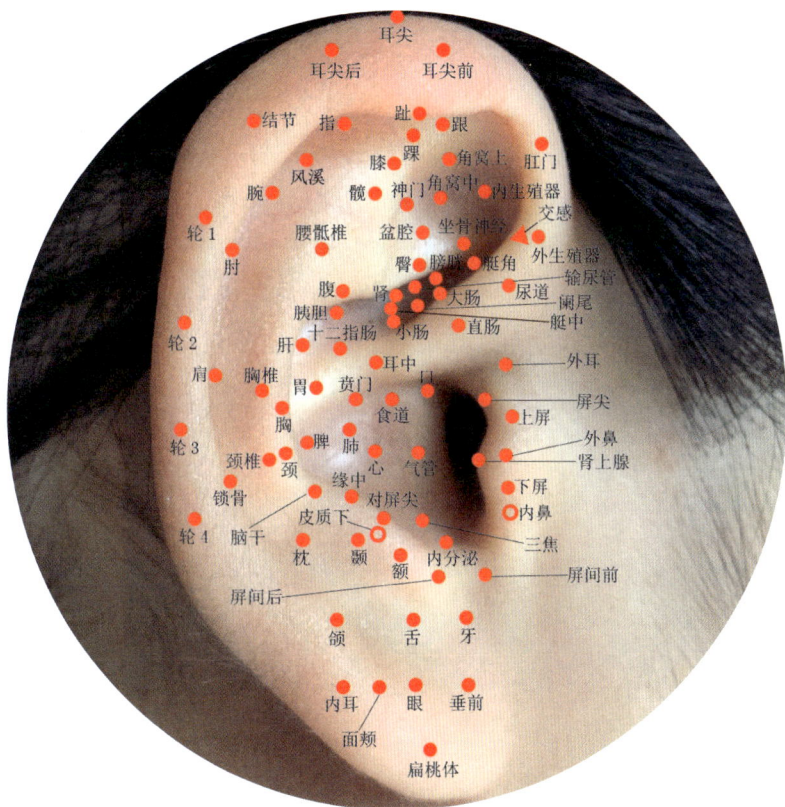

疗程　3日治疗1次，10次/疗程，疗程间休息1周。

五、按语

　　面尘是多原因引起的色素沉着病，可能与营养不良、维生素缺乏、长期应用含有光感性化妆品有关。本病的发生与脏腑功能失调，血虚肌肤失养关系最为密切。梅花针叩刺皮疹主要起刺激局部气血的运行，改善血液循环，即活血化瘀通络的作用。配合耳穴压豆调理脏腑整体阴阳平衡，从而能够达到调和气血、去瘀生新，使皮肤状态改善。

六、注意事项

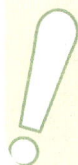

- 嘱患者减少紫外线照射，外出采取物理性防晒措施。
- 嘱患者调畅情志，减少紧张焦虑、抑郁等不良情绪。
- 饮食多样、营养全面，必要时可补充人体必需的维生素及微量元素。

15
第十五章
结缔组织病

皮痹（硬皮病）

一、定义

> 皮痹是一种以皮肤及各系统胶原纤维进行性硬化为特征的结缔组织病。其特点是皮肤进行性肿胀到硬化，最后发生萎缩。临床分为局限性和系统性两种，前者局限于皮肤，后者除皮肤外，还常累及肺、胃肠、心及肾等内脏器官。本病古代文献称之为"皮痹"。相当于西医的硬皮病。

二、病因病机

本病多因营血不足，外受风寒湿之邪，经络阻隔，气血凝滞；或肺、脾、肾三脏亏虚，卫外不固，腠理不密，复感寒湿之邪，经络不畅，气血失和而发病。

三、诊断要点

1 本病可发生于任何年龄，但以青、中年女性多见。

2 皮损好发于头面、四肢、躯干；系统性硬皮病可侵犯内脏各器官，但以消化系统、呼吸系统多见。

3 特征性皮损：局限性硬皮病初期为紫红色斑，慢慢扩大，颜色渐渐变淡，皮肤发硬。毳毛脱落，局部不出汗，后期皮肤萎缩，色素减退。系统性硬皮病可分为浮肿期、硬化期、萎缩期。肢端硬化症皮肤硬化仅发生于肢端。良性硬化症以皮肤钙质沉着、雷诺现象、指（趾）端皮肤硬化、毛细血管扩张为特征；若伴有食道功能障碍者，则称 CREST 综合征。

4 系统损害：系统性硬皮病可侵犯内脏各器官，但以消化系统、呼吸系统多见。循环系统、泌尿、神经、内分泌等系统也可累及。

5 实验室检查：轻度贫血，血中嗜酸性粒细胞增多、血沉加快，血中纤维蛋白原含量明显增高，丙种球蛋白增高，血液凝固性增强。

6 本病大多数无内脏损害，病情进展缓慢，预后较好；若侵及内脏，呈弥漫性分布，则病情进展快，预后差，有生命危险。

四、治疗

准备 依据皮损部位，嘱患者取坐位或卧位，充分暴露皮疹区。局部行常规消毒，治疗手法以叩击局部皮疹为主。

操作 施术者持梅花针从皮疹外围螺旋向内叩刺至中央处，至皮损处以微微渗血为度，然后用无菌干棉球擦拭血迹。然后叩刺督脉和足太阳经脉为主，具体如大椎、肺俞、肾俞、命门（图15-1-1）、三阴交、足三里（图15-1-2）、委中（图15-1-3）及阳性物皮区各20下左右。

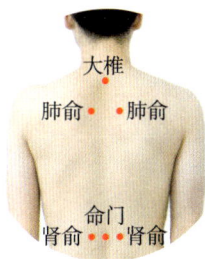

图 15-1-1　　　图 15-1-2　三阴交、足三里　　图 15-1-3　委中
大椎、肺俞、肾俞、命门

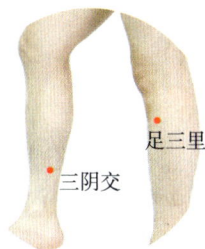

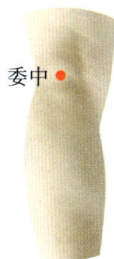

疗程 1周治疗2次，10次/疗程。

配合疗法 可酌情配合艾灸或刺络放血等治疗。

五、按语

皮痹，中医多辨证为脾肾阳虚，卫外不固，腠理不密，风寒之邪乘虚侵入肌肤，以致经络阻隔，气血凝滞而发病。施治原则以温经通络、活血化瘀为主。用梅花针叩打，辅以艾灸、刺络放血等治疗，有温阳散寒、活血通络、扶正祛邪的作用，以调和气血，刺激局部皮损处的气血运行，激活细胞，提高机体免疫功能，使新陈代谢旺盛，使绷紧而硬的皮损变松软，皮肤恢复正常。

六、注意事项

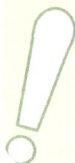

- 不可叩刺过深，应刺达皮下而不伤肉。
- 病变初期皮肤水肿者忌用。
- 关节活动处，刺激不宜过重，以免皮肤损伤形成瘢痕，影响关节活动。

第十六章 代谢障碍性皮肤病

松皮癣（原发性皮肤淀粉样变）

一、定义

松皮癣是由淀粉样蛋白沉积于皮肤组织而不累及其他内脏器官的一种疾病。古代文献称之为"松皮癣""顽癣"等。本病相当于西医的原发性皮肤淀粉样变。

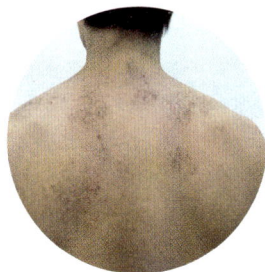

图 16-1-1　松皮癣
（原发性皮肤淀粉样变）

二、病因病机

本病多因患者先天气血不足，内蕴湿热，复感风热之邪，风湿结聚，使气血运行失调，客于肌肤凝滞而成；或因情志内伤饮食不节，郁久化热，化燥伤阴，阴血双亏，肤失濡养而引起。

三、诊断要点

① 好发于小腿伸侧、上背部、上肢伸侧等处。

② 皮损开始为淡褐色至黑褐色斑，逐渐隆起呈半球形粟粒至绿豆大小坚实丘疹或结节，表面粗糙，群集成片或排列呈串珠状。

③ 常伴剧痒。

④ 病程缓慢，常迁延数年至十数年或更长时间，间可自行消退，但易复发。

⑤ 刚果红试验阳性。

⑥ 组织病理和特殊染色显示淀粉样蛋白沉积。

四、治疗

准备 依据皮损部位，嘱患者取坐位或卧位，充分暴露皮疹区。局部行常规消毒，治疗手法以叩击局部皮疹为主。

操作 施术者持消毒无菌的梅花针弹刺皮损处，宜密刺，以患处少许组织液渗出为度，然后外搽枯矾粉以收敛止痒。

疗程　隔日治疗1次，10次/疗程。

五、按语

松皮癣即原发性皮肤淀粉样变，是由于淀粉样蛋白沉着于皮肤组织的一种皮肤病。《医宗金鉴》"松皮癣"候："癣疮，其名有久，一曰干癣，瘙痒即起白屑，索然凋枯……五曰松皮癣，状如苍松之皮，红白斑点相连，时时作痒。"本病以湿、热、瘀、毒掺杂，日久血瘀血虚风燥，肌肤失养所致，病程缓慢，经久不愈。梅花针弹刺可疏通经络，活血祛瘀，治疗后经络畅通，气血条达，则皮疹可变薄缩小，弹刺产生的疼痛抑制了痒感，所以起到良好的止痒作用。本治疗法对皮肤淀粉样变的止痒效果好，对延年日久的粗糙坚实的丘疹有一定疗效。

六、注意事项

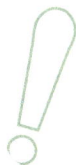

- 梅花针治疗时，忌过深，建议刺达皮下。
- 需慎食辛辣刺激之品，切勿搔抓。